Vieillir sans devenir vieux

Du même auteur

chez le même éditeur

Marie, Prières, 4e édition, 1988.
Écoute, Seigneur, ma prière, 2e édition, 1989.
La prière, pourquoi ? comment ?, 3e édition, 1989.
Prier avec les mots de tous les jours, 2e édition, 1990.

Jean-Pierre Dubois-Dumée

Vieillir sans devenir vieux

« *L'aventure spirituelle* »

DESCLÉE DE BROUWER

Malgré nos efforts, nous n'avons pu identifier les ayants droit de certains textes cités. S'ils veulent bien nous contacter, nous comblerons aussitôt les lacunes dont ils voudront bien nous excuser.

76 *bis*, rue des Saints-Pères, 75007 Paris
ISBN 2-220-03245-0

1

Ce n'est pas parce que
je suis un vieux pommier
que je donne
de vieilles pommes

Félix Leclerc

Longtemps j'ai cru que j'étais, comme on dit, « resté jeune ». Parce que je marchais bien, parce que je n'avais pas de douleurs malgré deux opérations, parce que, journaliste, je continuais à écrire des articles, parce que je pouvais enfin satisfaire l'envie longtemps contenue de publier des livres, parce que je ne pensais qu'à l'avenir sans jamais regarder derrière moi, parce que je multipliais, avec des lecteurs et des groupes, les journées de réflexion et les rendez-vous de prière. Non seulement la retraite n'avait pas brisé mon rythme de vie, mais elle l'avait accéléré. Quand, un jour…

Un jour, au cours d'un conseil d'administration auquel je participais depuis longtemps, on eut besoin d'un des membres de ce conseil pour assurer, pendant dix minutes, un intérim : le temps

Qu'est-ce qui est intéressant dans une bougie ? Ce n'est pas la cire, ni la mèche. C'est la flamme. Que la bougie soit neuve ou qu'elle arrive sur sa fin, la flamme est la même, elle produit autant de chaleur, autant de lumière. De même, ce qui est important dans l'être humain, ce n'est pas seulement son corps qui est périssable et qui mourra un jour, c'est son intelligence, son être, qui reste le même de sa naissance à sa mort. La capacité de vivre, le désir de vivre changent selon l'âge, mais n'ont pas d'âge.

Dr Pierre Guillet, *L'aventure de l'âge.*

Un meuble ancien peut être moins fonctionnel qu'un meuble neuf et perdre à son point de vue un peu de son utilité, et pourtant il peut avoir beaucoup de prix ; certains vins, eux aussi, gagnent en vieillissant : pourquoi n'en serait-il pas de même pour les vivants ?

François Derkenne, *Le temps de la bienveillance.*

d'élire le nouveau président. « Je vous propose, dit le président sortant, de demander ce service au doyen d'âge. » Et je vis tous les yeux se tourner vers moi.

Sur le moment, je m'amusai beaucoup de ce règne éphémère. Je l'assurai avec entrain et bonne humeur. Mais quelque chose en moi s'était cassé. Brusquement j'avais pris conscience de mon âge. Ce fut le premier déclic — car la vieillesse on ne la sent pas toujours venir. Et puis tout d'un coup, elle est là. *Rien* n'avait changé : il y avait longtemps qu'elle m'envahissait, mais *tout* était changé : je savais qu'elle était là, *puisque les autres l'affirmaient*.

« Vous êtes un retraité ! »

Vers le même temps, je fus invité à parler à une trentaine d'élèves de première dans un lycée de la région parisienne. Ce n'était certes pas la première fois que je faisais cet exercice, pour parler de la presse, ou de la télévision, ou de la prière... En général, l'auditoire ne me connaissait pas et je devais me présenter moi-même. Je le faisais à partir d'une question : à votre avis, qu'est-ce que je fais dans la vie : quel métier ? Et qu'est-ce que je viens faire ici ?

C'était une manière pour moi de pressentir ce que l'auditoire pouvait attendre de ma présence — s'il attendait quelque chose ! Ou de découvrir ce qui l'intéresserait. Ou quelle était la première image de moi qui venait à l'esprit de ces jeunes ? Plusieurs fois, en différents lycées, j'avais procédé de cette manière. Les réponses étaient diverses : professeur ? (parfois). Voyageur venu parler du tiers monde ou de l'Amérique latine ? (plus rarement). Homme politique ? Jamais. Journaliste ? (tiens, tiens)... Ce jour-là, après un temps de silence embarrassé, l'un des élèves s'écria : « Vous êtes un retraité ! »

Deuxième déclic. Plus de doute. D'autres s'aperçoivent qu'ils sont vieux en se retrouvant régulièrement à la droite de la maîtresse de maison dans les dîners en ville, ou en voyant, dans le métro, quelqu'un leur offrir — gentiment — sa place assise. Ou en fêtant un anniversaire. Ou en lisant chaque jour les notices nécrologiques dans les journaux.

Comme l'écrit le romancier Hector Bianciotti au début d'un de ses romans : « Un jour on s'aperçoit que l'âge nous a rejoint[1]. »

A quel âge est-on vieux?

Alors j'ai commencé à réfléchir sur l'âge. Les questions se pressaient : A quel âge est-on vieux? Qu'est-ce qui caractérise la vieillesse? Je me mis à lire des livres et des livres, car il y en a beaucoup sur ce sujet. Et des articles dans les journaux. Je me mis à regarder les émissions de télé consacrées au « crépuscule » des vieux ou de la mémoire, ou de la raison : rien que des crépuscules! Il y avait vraiment de quoi désespérer...

Parfois, au contraire, on nous rassurait à coup d'éloges (de l'âge, de la retraite) ou avec des conseils pratiques sur l'art et la manière d'effacer nos rides.

Deux choses m'ont frappé :

— d'une part la place de plus en plus grande que la vieillesse tient et qu'elle tiendra dans la société, au fur et à mesure des années qui viennent. Comme l'a écrit un jour Guy Gilbert : « Les anciens, c'est l'avenir. » Vision réaliste dont les conséquences financières, sociales, culturelles sont incommensurables. J'y reviendrai.

1. Hector Bianciotti, *Seules les larmes seront comptées*, p. 13.

A quel âge est-on vieux ?

Question mal posée qui ne comprend pas de réponse. On est vieux quand on cesse de progresser. Que chacun s'interroge.

Cardinal Saliège.

Il n'y a pas d'âge, à aucun âge, disent 51 % des Français.

(sondage CSA pour la Vie, n° du 18 octobre 1990).

On ne devient pas vieux pour avoir vécu un certain nombre d'années. On le devient parce qu'on a déserté son idéal.

Général Mac Arthur.

Vous serez jeune tant que vous resterez réceptif. Réceptif à tout ce qui est beau, bon et grand. Réceptif aux messages de la nature, de l'homme, et de Dieu avant tout.

Thomas Merton.

Vieillir n'est pas du tout ce que l'on croit. Ce n'est pas diminuer, mais grandir.

Marcel Jouhandeau.

Je n'ai pas connu de vieillesse, j'ai connu plusieurs jeunesses successives.

Lacordaire.

Un homme n'est vieux que lorsque les regrets ont pris chez lui la place des rêves.

John Barrymore.

On cesse d'être jeune au moment où, dans sa famille, on n'a plus personne devant soi.

L'homme arrive novice à chaque étape de la vie.

Chamfort.

On peut naître vieux comme on peut mourir jeune.

Jean Cocteau.

L'âge n'est pas un prétexte pour devenir vieux.

Grace Slattery (Irlande).

La fin de la vie est encore vie.

Romano Guardini, *Les étapes de la vie.*

« Étonne-moi »... Tout commence par là. La vieillesse débute exactement le jour où l'on n'a plus envie d'être, joyeusement, étonné.

Père Bro.

— Mais, ce qui est plus grave, c'est que nous ne sommes pas prêts à faire face à cette croissance (qui est loin d'être seulement négative). Je n'ose pas parler de « Nouvel âge », car cette expression, qui commence à être à la mode, couvre toutes sortes de théories profondément discutables. Mais il s'agit bien ici d'une situation nouvelle, d'une occasion exceptionnelle d'apprendre à vieillir. Comme disait Matisse, qui savait de quoi il parlait, « on ne peut pas s'empêcher de vieillir, mais on peut s'empêcher de devenir vieux ».

Nous réduisons trop souvent la vieillesse à l'âge de nos artères, au ralentissement de notre marche, à une décrépitude galopante. La vieillesse, c'est un âge *différent*, qui, *comme tout âge*, a ses ombres et ses lumières, sa faiblesse et sa force. C'est le présent, toujours.

Le soir montre ce qu'a été le jour

La vie n'est pas « un long fleuve tranquille » qui descend de la montagne vers la mer — et s'y perd. Vieillir est un long apprentissage et même une aventure nouvelle. Une aventure essentiellement spirituelle. Non pas un poids, mais un don. Non pas une déchéance, mais une chance. Non pas une disgrâce, mais une grâce. Il faut donc s'y préparer car, dans une certaine mesure, il est vrai qu'on a la vieillesse qu'on mérite. La vieillesse est l'héritage de notre jeunesse. Le soir montre ce qu'a été le jour, dit Érasme. C'est pourquoi ce livre ne s'adresse pas seulement aux personnes âgées, il s'adresse à tout le monde. Le vieillissement commence très tôt.

Le problème à résoudre, finalement, est le contraire de celui qu'on présente d'habitude, quand on parle de « rester jeune ». Quelle erreur ! Et quelle horreur ! On ne peut pas s'empêcher de prendre de l'âge : ce n'est pas une honte ! Par contre, on peut, au fil des ans, « devenir jeune ». Ce n'est plus alors une question d'âge chronologique, c'est une question de vitalité, de créativité,

On ne naît pas jeune, on le devient.

Renée de Tryon-Montalembert,
L'automne est un printemps.

Il faut se préparer à devenir jeune.

Marcelle Auclair, *La jeunesse au cœur.*

Non pas redevenir l'enfant que j'ai été, mais devenir l'enfant que je dois être.

Jean Bastaire, *Le Matin de l'éternité.*

Comment m'élever jusqu'à l'enfance, sans y tomber.

Pierre Emmanuel.

Pour nous, chrétiens, il ne s'agit pas seulement de « rester jeune » en se cramponnant à un certain potentiel biologique que les années épuisent irréversiblement, mais de devenir jeune.

Louis Locher, *Espérance de vie.*

de désir. Picasso, encore un peintre, a dit, vers la fin de sa vie : « Il faut du temps pour devenir jeune. »

Pour éclairer ce paradoxe, je me réfère ici à un propos de Michelet, l'historien : « Il faut avancer en âge pour acquérir la jeunesse, pour la libérer des entraves, pour vivre selon son élan initial », à quoi Michel Serres, philosophe, ajoute : « Vieillir est le contraire de ce que l'on croit. Au moment où l'on n'a pas encore fait ses choix, on est alourdi par le poids de la tradition et des vérités enseignées. Jeunc, on est vieux. On croit aux idées répandues, à celles qui courent les rues. On adhère à tout. On porte le poids de sa famille, de sa tradition, de son groupe, de la société. J'ai, pour ce qui me concerne, vécu l'avancée en âge comme un détachement de tous ces poids-là. Vieillir, c'est rejeter les idées préconçues, être plus léger. D'une certaine manière, on est plus vieux quand on est jeune, et plus jeune quand on est vieux. La vie s'écoule comme un allégement progressif[2]. » Cette manière de voir change tout.

2. *Un si grand âge* (Entretiens avec Michel Serres), Éd. Photocopies, p. 105.

2

Les Anciens, c'est l'avenir

Guy Gilbert

Tous les spécialistes sont d'accord ; le nombre des personnes âgées, dans les pays développés, ne cesse d'augmenter. On parle déjà de la « planète des vieux », de la « marée grise », de la « déferlante des cheveux blancs » et des « nouveaux vieux ».

Quelques chiffres seulement, arrondis.

D'abord le *nombre des personnes âgées.* En France on compte environ dix millions d'habitants de plus de soixante ans (dont huit cent mille de plus de quatre-vingt-cinq ans). Au début du XXIe siècle, le chiffre passe à douze millions et, en 2020, autour de quinze millions.

Et ces chiffres ne sont pas propres à la France. Ils s'appliquent à tous les pays développés et se répercuteront peu à peu dans les pays en voie de développement.

> *De tous les phénomènes contemporains, le moins contestable, le plus sûr dans sa marche, le plus facile à prévoir longtemps d'avance et peut-être le plus lourd de conséquences est le vieillissement de la population.*
>
> Alfred Sauvy.

Deuxième donnée : *l'espérance de vie*, qui était en France de quarante-cinq ans à la fin du siècle dernier, est passée à soixante-deux ans autour de 1920. On l'estimait, en 1988, à soixante-douze ans pour les hommes et à quatre-vingts ans pour les femmes. Avec des variantes selon les professions et les milieux. Mais avec des prévisions toujours en hausse.

Troisième donnée : la *proportion* des personnes âgées dans la population va passer du quart au tiers. Et la France n'est pas le pays le plus mal placé.

Pourquoi cette évolution ? pour deux raisons.

Les progrès de la médecine

L'une, qui n'est pas près de changer, est le résultat des progrès de la médecine. Autrefois on mourait relativement jeune. Aujourd'hui on meurt vieux. Certains estiment que la durée maxima dépasse maintenant cent ans, avec des pointes à cent dix, cent quinze...

D'habitude on divise la vie en trois périodes :

> *Un homme de soixante-quinze ans équivaut aujourd'hui à un homme de soixante ans avant la guerre.*
>
> Michel Cicurel, dans *Le Point*, 2 octobre 1989.

la jeunesse, l'âge mûr, le troisième âge. Or voici que le troisième âge grandit. On ne peut plus considérer comme formant un bloc homogène les personnes de soixante ans et les personnes de soixante-quinze ans. On distingue déjà, dans certaines organisations, les jeunes retraités et les anciens retraités. On ajoute au troisième âge, un quatrième et parfois un cinquième (le grand âge). C'est un changement considérable.

Ainsi peut-on dire, avec Michel Cicurel, qu'on est en présence d'une véritable « génération supplémentaire ». Le troisième âge (soixante à soixante-quinze ans) devient l'équivalent de ce qu'était l'âge mûr au milieu du siècle. Et le mot de vieillesse convient mieux au quatrième âge (plus de soixante-quinze ans[1]).

Autrefois il n'y avait pas de retraite. On passait directement, si j'ose dire, du travail à la tombe. Les familles ne comportaient guère plus de deux générations à la fois (on se mariait aussi plus tard). Aujourd'hui trois. Et parfois quatre, ou même cinq !

1. Michel Cicurel, *La génération inoxydable*, Paris, Grasset, 1989, p. 114.

La diminution des naissances

L'autre raison de ce renversement est, dans les pays développés — et bientôt dans les autres — la diminution des naissances. Le renouvellement des générations n'est plus assuré en France et il l'est encore moins dans des pays comme l'Allemagne. Ainsi est-on passé du *baby-boom* d'après la guerre de 39-45 à un *baby-crash*; et le *baby-crash* accroît le poids du *papy-boom* actuel (surtout du *mamy-boom*).

En deux siècles, on est passé d'une moyenne de cinq enfants par mère de famille à 1, 5 dans des pays généralement dits riches.

La pyramide à l'envers

En d'autres termes, la pyramide des âges est en train de se renverser. Au lieu de se rétrécir vers le haut au fur et à mesure de la vie, comme on a l'habitude de la voir, elle se rétrécit par le bas, c'est-à-dire que sa base jeune est de plus en plus étroite alors que le sommet (les personnes âgées) s'élargit. Imaginez une pyramide d'Égypte retournée, la pointe en bas. Ce qui devrait être la base devient le haut.

On peut aussi penser au bulbe des églises orientales ou aux montgolfières.

Il est possible que le nombre des bébés recommence à monter. Mais le poids des personnes âgées n'est pas près de baisser. Et s'il diminue automatiquement au bout d'une soixantaine d'années par suite de la baisse de la natalité, il restera très important à cause de l'allongement de la vie.

Une situation radicalement nouvelle

Nous nous trouvons donc devant un phénomène nouveau, qui entraîne des conséquences considérables.

— D'abord sur le plan financier : y aura-t-il, dans les années 2000, assez de jeunes pour payer les retraites des vieux ? N'a-t-on pas en France commis une erreur en se hâtant d'avancer l'âge de la retraite (ce qui diminue le nombre de cotisants) ? On a cru éviter ainsi la montée du chômage : on n'a fait que la cacher. D'autres pays ont choisi le chemin inverse. En Allemagne, par exemple, en Suède, aux États-Unis (où on passera de soixante-cinq à soixante-huit ans après l'an 2000). Faudra-t-il achever les vieux ? « On achève bien les chevaux ! »...

— Ensuite sur le plan social et culturel. On estime généralement qu'il y a moins de créativité dans la vieillesse que dans la jeunesse. C'est en partie vrai, car le monde de la technique, de l'informatique et de la communication évolue très vite. A trente-quarante ans il arrive que l'on soit déjà « dépassé » et rejeté. Certains n'ont pas le courage ou le temps — ou les moyens — de se recycler. Mais il nous faudra considérer qu'il y a d'autres

Mettre à la retraite pour trente ans est l'aberration de ces dernières années... La durée prolongée de la vieillesse devrait jouer un rôle pour faire reculer, comme dans les pays nordiques, l'âge de la mise à la retraite.

Christiane Collange, interviewée dans
Famille Magazine, juin 1990 :
« Vieillir n'est pas souffrir ».

Il est certain que, dans l'avenir, les personnes âgées vont peser lourdement sur notre société. Celle-ci devra faire des choix. On peut alors imaginer deux modèles de société.

Le premier, semblable au meilleur des mondes *d'Aldous Huxley, ne supportant pas de voir les handicapés, quels qu'ils soient, pourrait décider de les parquer, voire même de supprimer les vieillards à un âge fatidique. Ce type d'évolution n'est malheureusement pas inconcevable dans une société qui se matérialiserait de plus en plus.*

Le second — celui qui a ma préférence —, devrait nous conduire à prendre une meilleure conscience de la place des vieillards en les réintégrant progressivement dans la vie sociale comme dans les sociétés traditionnelles. Actuellement notre société n'a pas vraiment pris parti : les discours politiques, à droite comme à gauche, sont théoriquement orientés vers le second type, mais ils ne se traduisent guère dans les faits.

Maurice Abiven, « Le berger des mourants »
dans *Actualité religieuse dans le monde*, 15. 02. 91.

formes de créativité dans ces secteurs. On pourrait citer mille exemples de créativité dans l'art, dans la culture, dans la littérature, dans le commerce...

Par exemple, dans un monde soucieux de

Plus qu'autrefois les parents âgés deviennent les enfants de leurs enfants. Biologiquement les gens de soixante-quinze ans sont plus jeunes qu'il y a un siècle. Culturellement, les vieux sont plus vieux qu'avant. Ils vieillissent dans un monde qui bouge...

Louis Roussel, démographe,
dans *Pèlerin Magazine* du 19 octobre 1990.

Aux États-Unis, il existe une organisation destinée à lutter contre le fractionnement de la population en fonction de l'âge. Elle s'appelle « les Panthères grises » et compte 60 000 membres, essentiellement des femmes. La fondatrice, Maggie Kuhn, s'élève contre le fait d'être appelée « personne du troisième âge ». Elle dit : « mes rides sont un titre de noblesse » (d'après le livre Papy-Boom *qui plaide pour qu'on donne place à des valeurs négligées : la lenteur contre la vitesse, la disponibilité contre le surmenage, l'identité contre la fonction, la qualité contre la quantité, aujourd'hui contre demain).*

performances, et de réussites personnelles, il faudra insister sur la solidarité. Dans un monde pressé par l'urgence, définir et vivre l'essentiel. Dans un monde abasourdi par le bruit, cultiver le silence. Dans un monde obsédé par l'argent, réveiller le sens du don et de la gratuité (le temps n'est pas de l'argent, quoi qu'on dise ; il est lui-même notre plus grande richesse). Dans un monde dit de communication, développer la relation. Revoir tous les « objectifs » dont on se gargarise, et accentuer la formation religieuse qui n'est pas du tout à la hauteur de la formation scientifique ou technique.

Non seulement réparer, mais préparer

Ce sont là, parmi d'autres, quelques exemples. Les valeurs ainsi mises en avant ne sont pas propres uniquement aux personnes âgées, même si leur nécessité éclate mieux quand on vieillit, mais ce sont des valeurs à apprendre dès la jeunesse. Sinon, le soir venu, il sera déjà trop tard.

C'est pourquoi, dès à présent, se posent des problèmes d'éducation et de formation. Il y avait autrefois le temps de l'apprentissage, le temps de la production et le temps de la retraite. Ces trois temps se superposent, ils se bousculent. On voit déjà apparaître des centres de formation pour retraités, mais il faudra de plus en plus les envisager comme des nécessités et non pas comme des compensations. Au bénéfice de la société tout entière. Des fonctions et non pas des passe-temps. Non seulement la vieillesse se répare, mais elle se prépare.

Le vieillissement n'est pas seulement un problème physiologique ou physique ou psychologique ou culturel. C'est un problème de spiritualité. Un problème du sens de la vie, même si cette attitude apparaît actuellement à contre-courant.

3

O rage, ô désespoir, ô vieillesse ennemie

Don Diègue

Les lettres ont des couleurs, mais les mots aussi. Les uns ont la couleur de l'espoir et les autres celle du regret. Les uns les couleurs de la vie, les autres — et parfois les mêmes — les couleurs de la mort.

Tels, le mot vieillesse, le mot temps, le mot âge. Surtout si on ajoute, à ces mots, un qualificatif ou un complément d'apparence banale, mais parfois chargé de dynamite.

La plupart du temps, la vieillesse porte des habits sombres. Mais que dire du mot vieillard ? Et surtout du mot vieillarde, comme écrit Colette. Que dire des expressions « le petit vieux » ou la « mémère » ou « la petite vitesse » ou les « croulants » ? Sont-ils tous catarrheux et cacochymes, tous « au bout du rouleau » et bons pour « l'hospice » (qui est trop souvent un mouroir).

Pourquoi l'adjectif « vieux » est-il associé si facilement à des substantifs dont le moins qu'on puisse dire est qu'ils le rendent encore plus terrible. C'est ainsi qu'on parle d'une vieille potiche, d'une vieille ganache, d'un vieux schnock, d'une vieille noix, d'une vieille toupie[1].

Le poids des mots

C'est sans doute pour éviter de telles résonances que le gouvernement, en 1985, a jugé bon de bannir des textes administratifs certains termes « à cause de leur connotation négative de déclin, de déchéance, d'obsolescence ou d'incapacité ». D'où la préférence marquée pour « personne âgée », avec cette définition acrobatique : « Personne plus âgée que la moyenne des autres personnes de la population dans laquelle elle vit[2] ! »

C'est pour les mêmes raisons qu'on cherche à éviter, dans les Associations ou les manifestations, le mot « vieux ». On parle du salon Phenix ou du salon Force 3 ou du mouvement de la Flamboyance, pour que les retraités, ces flamboyants, « puissent transmettre leur expérience, leur énergie ou leur sagesse ». Un beau programme, assurément.

1. Expressions relevées par Robert Aron-Brunetière dans son livre *Les forces de l'âge*, Paris, Albin-Michel, 1986.

2. D'après Gérard Badou, dans *Les nouveaux vieux*, Le Pré aux Clercs, 1985.

Les assassinats sont les seules circonstances où l'on n'appelle pas les vieillards « personnes du troisième âge » ; ils deviennent miraculeusement « des petits vieux » ou des « vieilles dames », comme si la mort violente leur avait tout à coup rendu leur réalité.

Jean Dutourd, *Ça bouge dans le prêt-à-porter*, Éd. Flammarion.

La vieillesse n'est ni l'âge d'or, ni les années de plomb. Si, dans le regard des jeunes, on voit de la flamme, dans le regard des vieux, on voit de la lumière.

Victor Hugo.

Mais il ne suffit pas de changer les mots pour changer les comportements. Je me demande si le vocabulaire *habituel* n'a pas des relents de racisme : le « racisme antivieux », fondé sur l'âge et le comportement, comme il y a un racisme fondé sur la couleur de la peau. Le mot âge, en tout cas, est assez neutre. Mais on parle quand même d'un troisième âge, et d'un quatrième et d'un cinquième (correspondant à « grand âge »). Et surtout, comment accepter la notion de « limite d'âge », un terme administratif, celui-là précis, effroyable. Comme un mur infranchissable. Y a-t-il donc, avant la mort, une limite d'âge ? Une limite officielle, tracée par la retraite. Une limite à partir de laquelle on entre dans une catégorie : celle des « inactifs » : ceux qui ne sont pas « dans le vent ».

« Inactifs », c'est le terme consacré. Il y a la jeunesse, qui est le temps de l'apprentissage, l'âge adulte le temps du service productif et la vieillesse le temps de l'*in*activité, de l'*in*utilité, de la *non*-productivité, de la *non*-rentabilité, de la *non*-créativité. Comme si la créativité était l'apanage exclusif de la jeunesse. Et Michel-Ange alors ? Et Victor Hugo ? Et Platon ? Et Bernard Shaw ? Et Picasso ? Et tant d'autres...

La vie en tranches

Bien sûr il existe, dans la vie, des étapes (plus ou moins nettes), en tout cas des différences entre les âges. Ce n'est pas par hasard qu'on parle du premier âge ou de la force de l'âge. Mais rien n'est plus faux que de parler de « tranches d'âge ». Comme si la vie était un saucisson !

C'est une manie — intellectuelle ? pratique ? — d'établir des catégories. De mettre des étiquettes. Il y a les actifs et les inactifs, comme il y a les bons et les méchants, les riches et les pauvres, les bien-portants et les malades, le ciel et l'enfer, l'action et la contemplation — les jeunes et les vieux.

Pourtant vous en connaissez des jeunes qui sont vieux « avant l'âge » et des vieux qui sont jeunes « malgré l'âge ». Tout dépend du point de vue auquel on se place. Faut-il compter uniquement les années, regarder uniquement les rides, ou prendre en considération la vitalité, l'ouverture d'esprit, l'attention aux autres, et surtout la jeunesse de cœur ?

On confond le progrès de l'âge (son avancement mécanique) et le déclin de l'âge (ses égarements). L'âge qui se compte en années et l'âge qui se compte en vitalité, la quantité de vie et la qualité de vie, l'horloge extérieure, comme dit Ben Weininger, et l'horloge intérieure[3].

J'aime bien la chanson de Jacques Brel : « Les vieux ». Mais quelle tristesse : ils tremblent, ils sommeillent, ils vont « du lit à la fenêtre, puis du lit au fauteuil et puis du lit au lit »...

Outrage ? Naufrage ?

Les vieux ne sont pas davantage gâtés par la grande littérature ou par la haute politique.

Sans parler de l'Antiquité, pensez au théâtre classique du XVIIe siècle. Vous n'avez sans doute pas oublié la colère de Don Diègue, dans *Le Cid*, quand il se rend compte qu'il n'a plus la force suffisante pour venger lui-même son honneur : « O rage, ô désespoir, ô vieillesse ennemie. »

Vieillesse qui détruit nos forces, vieillesse qui détruit aussi nos capacités de séduction et nous empêche, comme s'en afflige Athalie, de « réparer des ans l'irréparable outrage ».

Outrage physique, mais outrage intellectuel et moral aussi. De Gaulle a parlé d'un « naufrage ».

3. Ben Weininger/Eva Merkin, *Prendre de l'âge*, Paris, Le Centurion, 1990, p. 141.

Il pensait alors, c'est vrai, au maréchal Pétain devenu vieux, mais il se référait aussi à une constatation plus générale. L'épreuve du temps est une terrible épreuve, c'est vrai, la plus terrible de toutes les épreuves, parce qu'elle est inévitable, irréductible. Chacun cherche comment alléger la vieillesse ou la cacher, mais rien à faire — sauf de la considérer autrement : comme une amie, plutôt que comme une ennemie. Une grâce plutôt qu'une disgrâce. Une richesse plutôt qu'une pauvreté.

La vieillesse n'est pas un état, un territoire. Elle est un passage, un mouvement, une évolution, un devenir. Elle n'est pas un archétype : chacun a *sa* vieillesse, héritage de toute une vie, la vieillesse qu'il mérite. Non pas un rocher qui barre la route, mais un chemin encore ouvert. Non pas une rivière définitivement tarie, mais une source encore rafraîchissante. On est vivant tant qu'on n'est pas mort !

Les âges se mélangent

En fait, le temps n'est pas seulement le total des années qui passent au calendrier. Au temps chronologique s'ajoutent l'âge biologique (celui de nos cellules, de nos artères, de nos maladies), l'âge affectif (celui de nos connaissances, de nos affections), l'âge social (celui des rôles que nous jouons[4]).

4. Dans *Le vieillissement* par Brian, L. Milchara et Robert G. Riedel, Paris, PUF, 1985, p. 15-20.

Nous n'avons pas l'âge de nos artères, mais celui de nos ferveurs.

Stan Rougier.

Il y a quelque chose en nous qui peut toujours grandir, et que nous devons nous efforcer de faire grandir : c'est notre capacité d'aimer.

François Derkenne.

La qualité du temps passé (par exemple avec des personnes âgées) importe plus que la longueur du temps passé. C'est la qualité de la relation qui importe.

Ben Weininger.

Pour moi, se sentir vieux, c'est signe qu'on décroche de la vie.

B.W.

Seul le cœur n'a pas de rides.

Brigitte Bardot.

En fait le temps n'a pas d'âge, ou plutôt les âges se mélangent. Chaque moment est nouveau, composé à la fois de lourdeurs et d'élans. On vieillit chaque fois qu'on s'enferme sur soi, chaque fois qu'on compte ses pas, chaque fois qu'on regarde en arrière. Je deviens jeune chaque fois que je regarde vers l'avenir, proche ou lointain, chaque fois que j'écoute avant de juger, chaque fois que je sais changer d'idée, chaque fois que je m'occupe des autres, chaque fois que je me réjouis d'une rencontre nouvelle, chaque fois que je m'émerveille, chaque fois que j'aime.

La vieillesse n'est pas le commencement de la fin. Elle est une étape nouvelle. On la présente trop souvent comme une limitation. Vieillir c'est être *moins* productif, *moins* agile, *moins* rapide, etc. « Selon cette conception, le vieillard n'est au fond qu'un jeune homme diminué[5]. »

On ne vit pas moins, on vit autrement.

Le piège des images

Piégés par les mots, nous le sommes aussi par les images. Souvent on compare l'âge aux saisons de l'année. Vieillir, c'est entrer dans l'automne ou dans l'hiver. Comme si l'automne n'était pas une belle saison. Et l'hiver.

On pense aussi aux heures du jour et la vieillesse, bien sûr, est alors le crépuscule. Plusieurs livres, plusieurs émissions de télévision au cours des dernières années ont choisi ce mot de crépuscule... Dernière lueur avant la nuit. Comme si tout s'éteignait alors que s'allument les étoiles ! Comme si le cours de la vie était chute, dégringolade. Comme si nos cellules ne commençaient pas à mourir dès le début de notre vie et comme si des capacités nouvelles, des joies nouvelles de ne présentaient pas tout au long de cette vie.

5. Romano Guardini, *Les âges de la vie*, Paris, Le Cerf, col. « Foi vivante », 1976, p. 168.

Certains ont voulu substituer à la notion d'une vie descendante, celle d'une vie montante. J'aime beaucoup ce changement total de perspective, ce retournement. Mais cela ne veut pas dire qu'il faille négliger tout ce qui se dégrade. La vie, considérée dans toute sa variété, dans toutes ses possibilités, n'est ni montante ni descendante. Elle est l'une et l'autre, selon les points de vue auxquels on se place : physique, mental, social, spirituel. La vie, prise dans la totalité de ses aspects, est une marche, avec ses accélérations et ses ralentissements, ses retours en arrière et ses avancées, ses ouvertures et ses fermetures, ses richesses variées, lesquelles ne dépendent pas seulement de l'âge.

On appelle aussi la vieillesse l'« âge d'or », sans doute pour éviter les termes péjoratifs. C'est toute notre vie qui est un âge d'or. Notre vie unique, notre chance unique[6], la chance de la joie (de vivre), la chance de l'amour (reçu et donné), la chance de la créativité, la chance du temps, long ou court, inestimable toujours, quelles que soient les souffrances, les douleurs, les angoisses. La chance de la générosité, la chance de l'entraide, la chance de la tendresse. La chance tout court.

Le seul problème, c'est l'art de vivre.

6. *Age is opportunity* (L'âge est une chance) proclame une association irlandaise.

Évoquer la vieillesse, ce n'est pas seulement employer des mots qui la trahissent ou recourir à des images qui la salissent, c'est aussi mettre en jeu des idées, plus ou moins claires, des valeurs plus ou moins explicites : bref, des stéréotypes.

Le stéréotype dominant des dernières années, c'est celui de la jeunesse. Certes on ne lui donnera jamais trop d'importance. Époque de formation, d'apprentissage, de risque souvent, de dynamisme, de passion. « Les jeunes, c'est l'avenir. » Ils s'adaptent à l'évolution d'un monde où on va de plus en plus vite, de plus en plus loin : le monde de l'informatique, le monde des découvertes biologiques, le monde des énergies nouvelles, le monde de l'aventure (qui ne date pourtant pas d'aujourd'hui).

Si telle est la jeunesse, alors la vieillesse, pense-t-on, est tout simplement le contraire : la grisaille, le repli, le confort, la stabilité, la décrépitude. Le fauteuil ! Bref, le passé. Impossible même, pour les personnes âgées, de « se recycler ». Si on leur reconnaît une certaine expérience, c'est avec condescendance, car l'expérience, aujourd'hui, c'est moins la connaissance du passé, comme autrefois, que la capacité de prévoir l'avenir, et de s'y adapter.

Le stéréotype de la jeunesse entraîne, par opposition, un stéréotype de la vieillesse. Un spécialiste américain de ce qu'on appelle là-bas *aging* (prendre de l'âge, vieillir) décrit ainsi le processus de développement de la gérontophobie :

Puisque la jeunesse est bonne, la vieillesse ne peut être que mauvaise.

Puisque les jeunes sont comblés de tout, les vieux ne peuvent être que démunis de tout.

Puisque la jeunesse est créative et dynamique, la vieillesse ne peut être que triste et compassée.

Puisque les jeunes sont beaux, les vieux ne peuvent être que repoussants.

Puisque la jeunesse est pleine de passions, la vieillesse ne peut être qu'indifférente à tout.

Puisque les enfants sont notre avenir, les personnes âgées ne peuvent être que notre passé.

D'où la liste des stéréotypes de la vieillesse :

1° Les gens qui ont plus de soixante-cinq ans sont des vieux (ou : comment un chiffre arbitrairement choisi devient une réalité).

2° La plupart des personnes âgées sont en mauvaise santé (ce qui est faux).

3° Les cerveaux des personnes âgées sont moins brillants que ceux des jeunes (or, le cerveau des personnes âgées est aussi actif que celui des jeunes).

4° Les personnes âgées sont improductives (au nom de quels critères ?).

5° Les personnes âgées ne sont ni attractives, ni « sexy » (opinion contredite par les enquêtes les plus récentes).

6° Toutes les personnes âgées pratiquement se ressemblent (que de différences pourtant dans leurs attitudes : face à la mort, face aux autres[7]...).

7. *Age wave*, par Ken Dychtwald, Éd. Jeremy P. Tarcher, Los Angeles, 1989.

Déjà Romano Guardini estimait que « le fait que l'on confonde plénitude de vie avec jeunesse est un des plus inquiétants phénomènes de notre époque[8] ». Effectivement une telle vision est complètement dépassée par l'évolution actuelle. Les « vieux » constituent un groupe social, certes différent du groupe social des jeunes, mais de moins en moins négatif. Simplement il porte d'autres valeurs naturelles, surtout si on ne prend pas la lourde responsabilité de l'enfoncer dans la solitude et le mépris.

La vieillesse n'est pas une maladie

Comme il faut dissocier l'âge de l'accumulation des années, il faut aussi le dissocier de la maladie. Trop souvent on assimile l'une à l'autre. Il est vrai que la maladie accompagne souvent le vieillissement, qui est fragilité (il y a même quelques maladies propres à la vieillesse, comme celle d'Alzeimer), mais en réalité il n'y a généralement pas entre les deux un lien essentiel.

On ne comprend pas pourquoi la vieillesse et la maladie se trouvent souvent associées dans les comptes de la nation. Comme si la maladie ne frappait pas aussi — et souvent durement — les jeunes et les adultes ! On peut être malade à tout âge. Et il y a même des maladies qu'on attrape plus facilement au début qu'à la fin de sa vie. Bref

8. Romano Guardini, *Les âges de la vie*, *op. cit.*, p. 63.

la vieillesse n'est pas une maladie : elle est une étape normale de la vie. Comme telle, elle ne relève pas seulement de traitements médicaux mais aussi d'une spiritualité.

Remarque encore plus évidente si on pense à la mort. Elle aussi, il faut la dissocier de l'âge. C'est difficile, quand on considère que la vieillesse est effectivement « l'antichambre de la mort ». Mais on ne meurt pas seulement de vieillesse ou de maladie, on peut mourir jeune dans un accident. « Ce qui trouble aux yeux de tous l'image de la vieillesse, écrit Gilbert Cesbron, c'est qu'elle aboutit à la mort... La mort contamine la vieillesse. » Car on en fait un épouvantail. Une peur. Un butoir. Alors qu'elle est une naissance, « non pas une ennemie, mais l'émissaire, parmi nous, d'un royaume étranger dont, tôt ou tard, la toute-puissance aura raison de nos défenses[9] ».

L'être et le paraître

Si le vieillissement est normal, si c'est une étape nouvelle, à quoi bon essayer de le cacher ? Tant mieux si nous ne « paraissons pas notre âge ». Mais qu'est-ce que cela change ? « Interdit de vieillir » titre un journal. Facile à dire ! A force de voir reculer le vieillissement, croit-on qu'un jour

9. Gilbert Cesbron, *Passé un certain âge*, Paris, Robert Laffont, 1980, p. 21-22.

on pourra vivre aussi longtemps que Mathusalem (à supposer qu'on n'ait pas multiplié par dix le nombre de ses années) et même rester « éternellement jeune » : le rêve de l'humanité.

A défaut de cet espoir, on s'acharne à changer les apparences. On confond l'être et le paraître, à coups de pommades « anti-âge », de *liftings*, de chirurgie esthétique, de greffes testiculaires, de cellules fraîches, de sérums, de procaïne et d'hormones de toutes sortes.

Seul le cœur n'a pas de rides (Brigitte Bardot)

Ce qu'il faut changer, ce ne sont pas tant les apparences : c'est le cœur. Pour cela il n'y a pas de trucs ni de recettes. Il n'y a qu'un long apprentissage, qui commence très tôt : l'apprentissage d'un savoir-vivre. Vieillir s'apprend, comme on apprend à marcher, à dire bonjour, à aider les autres, à prier. Mais où apprend-on à vieillir bien ? Qui s'en préoccupe à temps ? Elle paraît si lointaine, la vieillesse, quand on est jeune. Et pourtant elle est déjà commencée.

La vieillesse est une aventure, comme tout le reste de la vie. Non pas l'âge de l'aventure mais l'aventure de l'âge. L'aventure n'est pas seulement de courir le monde, c'est aussi d'aller, quel que soit l'âge, à la découverte des beautés de la nature, à la découverte des autres, à la découverte de soi, à la découverte de Dieu.

Non, le vieillard n'est pas, comme disait Balzac,

Il ne faut pas
que l'amour
vieillisse comme
un mur qui se
lézarde, mais
comme un arbre
qui s'enracine.

Pierre-Henri Simon,
Histoire d'un bonheur.

« un homme qui a dîné et qui regarde les autres manger ».

Non, la vieillesse n'est pas « un décès par petits morceaux » (Albert Cohen, dans *O vous frères humains*). Non, vieillir ce n'est pas « regarder une clarté décrue » (Victor Hugo). Non, vieillir n'est pas abject (Françoise Sagan). Non, la retraite n'est pas une définition active de l'enfer (Bernard Shaw).

La vieillesse est une étape, l'un des changements de la vie, une transformation.

Car « il y a d'autres efficacités que celle de la rentabilité professionnelle, d'autres sources d'efficience que celle de l'action, d'autres fécondités que celles de la procréation, d'autres joies que celles de la jeunesse. Cette capacité de gratuité, de sérénité, est créatrice de valeurs nouvelles devant la mort[10] ».

10. Pierre Talec, *L'annonce du bonheur*, Paris, Le Centurion, 1988, p. 187-188.

4

Peu de gens savent être vieux

La Rochefoucauld

La vieillesse n'est pas une maladie. Mais il y a, sur un autre plan, des maladies de la vieillesse... Elles touchent moins le corps que l'esprit et le cœur. Ce sont généralement les maladies de la peur.

Si j'ai insisté dans les premiers chapitres — et si j'insiste encore plus dans les derniers — sur les chances de l'âge considéré comme une aventure toujours renouvelée, je n'ignore pas pour autant les risques de dérive et l'emprise des peurs. Je n'oublie pas les portraits féroces dont la littérature est pleine (des comédies d'Aristophane, au roi Lear de Shakespeare) ni les satires contemporaines (les Vamps) au théâtre ou à la télévision. La route de la vieillesse est semée de pièges.

Caricatures ? Certes mais il reste vrai que, de la vieillesse, tout n'est pas beau à voir, ni facile

> *Le seul vieillissement redoutable commence par la crainte de vieillir.*
>
> Gilbert Cesbron
> *Passé un certain âge*, Robert Laffont.

à vivre. Gilbert Cesbron, dont on connaît la tendresse, n'a pas doré le portrait, dans un chapitre de son beau livre : *Passé un certain âge.*

« En devenant de grands vieillards, dit-il, beaucoup prennent un regard étroit, presque méchant. C'est que désormais la peur les habite en permanence : peur de manquer, d'être abandonnés, peur de souffrir au-dessus de leur force, peur de la mort. »

On pourrait dire que ce sont là les composantes principales de la peur de vieillir. Elles se mélangent, se renforcent, si j'en crois divers sondages. La peur dominante (celle qui est toujours présentée en première ou en seconde place) est la peur d'être abandonné, autrement dit : la peur de la solitude, évoquée par Alain Souchon.

L'ultra-moderne solitude

Ce mal atteint particulièrement les personnes âgées, comme une conséquence de l'âge : les amis qui disparaissent, les enfants qui se dispersent, la coupure provoquée par l'entrée dans une maison de retraite, la mort de l'époux ou de l'épouse, la mémoire qui se perd... L'air en quelque sorte se raréfie.

Beaucoup, en vieillissant, deviennent de plus en plus satisfaits d'eux-mêmes et de moins en moins satisfaits des autres.

Gilbert Cesbron, *Passé un certain âge, op. cit.*

Temps difficiles, temps affreux, disent les hommes. Mais les temps c'est nous ! Tels nous sommes, tels sont nos temps !

Saint Augustin.

Que cela nous plaise ou non, le moment vient, pour la plupart d'entre nous, où l'âge et la diminution des forces nous obligent à accepter la solitude. Nombreux sont ceux qui redoutent ce moment. Bien sûr, il ne s'agit pas de sombrer dans l'indolence et de devenir une charge toujours plus pesante pour notre entourage. Il faut continuer tant que nous le pouvons. Mais il est inévitable que nous nous retrouvions de plus en plus seuls.

Si nous avons recherché la solitude et appris à l'aimer, parce qu'elle nous permet de rencontrer Dieu, les dernières années devraient être les plus heureuses de notre vie : Vivant en communion directe avec Lui, son amour et sa vie finiront par transparaître à travers nous et par toucher nombre de personnes de notre entourage.

Margaret Evening, *Le don de l'âge*, Éd. du Chalet.

Ne me parlez pas de solitude, je ne sais pas ce que c'est ! Enfin, j'exagère. Mais comment dire ? J'ai une recette. Prendre la vie comme elle vient et les gens comme ils sont. Si vous commencez à critiquer, à juger votre entourage — en particulier les jeunes —, vous êtes fichue.

Denise Grey, actrice.

On ne se sent plus de son temps devant un projet ou un changement de vie, on s'écrie : ce n'est plus de mon âge ! Il est vrai que l'évolution actuelle, génératrice en principe de communication, aboutit souvent au résultat inverse. Logements trop petits, déplacements trop fréquents, vitesse trop grande...

Certains ont cru trouver la bonne solution contre la solitude en regroupant systématiquement les personnes âgées. Les organisateurs de voyage, par exemple savent qu'elles constituent un véritable marché : elles sont disponibles dans les périodes creuses, ce qui permet d'équilibrer les budgets tout en proposant des conditions avantageuses.

Mais, surtout, ces personnes aiment se retrouver ensemble, discuter de leurs handicaps, évoquer leur passé, leurs peines, leurs joies. Elles constituent de plus en plus un corps social, une sorte de communauté. Au point que certains se demandent si on ne va pas assister à une « guerre des âges ».

D'où le rêve de les rassembler. Non seulement dans des activités spécifiques, comme les voyages et les clubs, ou dans des maisons spécialisées, mais pour toutes les activités de leur vie.

Une ville réservée aux vieux

Aux États-Unis, il existe, en Arizona, depuis trente ans, une cité *entièrement réservée* aux retraités, hommes et femmes, à l'exclusion de tous autres. Pas de bruit excessif. Pas d'animaux qui puissent apporter une gêne. 46 000 hommes et femmes habitent cette ville extraordinaire, appelée Sun city (la cité du soleil), construite en cercle comme un cocon.

Vous voulez vous distraire : il y a onze terrains de golf. Vous avez besoin de quelque chose : il y a dix centrales d'achat. Vous souhaitez une aide spirituelle : il y a vingt-six congrégations religieuses. Vous préférez les variétés, la musique : rendez-vous sur la place où s'exhibent les pom pom girls. Vous aimez la pêche : deux lacs sont à votre disposition. Et aussi des médecins, des conseillers financiers (car il faut avoir des moyens à Sun city). L'un des shérifs est une femme, elle a quatre-vingt-trois ans. Un paradis en somme[1].

Je crois, pour ma part, que c'est une erreur de parquer ainsi les vieux. Qu'ils aient une certaine indépendance ensemble, soit. Qu'ils se retrouvent parfois entre eux, oui. Mais ils ont besoin de jeunes autour d'eux, comme les jeunes ont besoin d'eux. Ils ont besoin de regroupements verticaux (les familles, les générations) autant, sinon plus, que de regroupements horizontaux, comme Sun city ou d'autres réalisations moins totales.

Les vieux, on les oublie trop, c'est vrai. Mais vieillir n'est pas le résultat d'une décision, comme de devenir père ou mère. (D'ailleurs les vieux sont souvent eux-mêmes pères ou mères.) Mieux vaut les intégrer que les isoler. Ce qu'ils demandent ce n'est pas qu'on les célèbre, c'est qu'on ne les exclue pas, et qu'on les aime.

1. D'après Pierre Laforet : « La ville où les vieux font la loi », *Figaro Magazine*.

Une fausse amie

A défaut, il y a la télévision, compagne privilégiée des personnes âgées. Certes elle aide à « passer le temps » et elle ouvre l'espace. Mais que m'importe de savoir ce qui se passe au Nigéria ou chez les Kurdes, si je reste seul(e) dans ma maison. La télévision me parle, soit, mais moi, je ne lui parle pas, puisqu'elle ne m'entend pas et ne me répond pas. Je ne suis qu'un téléspectateur, c'est-à-dire un spectateur à longue distance. Muet. « Sacro-sainte communication. On n'a pas besoin de communiquer, on a besoin de communiquer *avec quelqu'un*[2]. »

Le tiers de la population (les personnes qui ont plus de soixante ans) devient le tiers exclu. Ainsi la télévision n'est pas seulement une « fausse amie » des personnes âgées, elle fait vieillir[3] !

Les vieillards n'écoutent plus qu'eux-mêmes (Gilbert Cesbron)

Et comme un homme seul (ou une femme seule) est toujours une mauvaise compagnie (selon Paul Valéry), la solitude passive devient alors une

2. Catherine Baker, *Balade dans les solitudes ordinaires*, Paris, Stock, 1982, p. 11.

3. Michel Serres : « Si vous regardez la télévision chaque soir, vous serez un vieillard à trente ans » (Interview dans *La Vie*, 23/05/1991).

solitude active. On ne s'intéresse plus aux autres, on émigre en soi-même, on se renferme sur soi.

Sur soi, cela veut dire : sur ses affaires, sur ses douleurs, sur son univers, sur son passé. Quant aux autres, on les dénigre, surtout les jeunes : ils ne savent pas vivre, ils ne respectent plus rien, ils se droguent, ils écoutent des musiques de sauvage qui font un bruit infernal...

Certains deviennent des cactus

Inutile de faire remarquer que, pour être différent, ce n'était pas mieux autrefois ! Les personnes âgées sont sûres d'elles-mêmes, campent dans leur passé. Rancœur ? Jalousie ? « Joie mauvaise devant les défauts et les échecs de ce qui est actuel », comme dit Romano Guardini[4]. Il est vrai qu'avec l'âge, « certains deviennent des cactus[5] ». Peut-être. Francis Mayor n'y va pas par quatre chemins : « Dieu nous préserve, dans la maturité, de geindre que tout fout le camp quand c'est nous qui partons[6]. »

Heureusement, il n'en est pas toujours ainsi. Le dénigrement n'est pas, en lui-même, une caractéristique de cet âge. C'est une maladie générale, on le rencontre chez des gens qui ont moins

4. Romano Guardini, *Les âges de la vie, op. cit.*, p. 116.
5. *Inventer l'automne*, Le Centurion, Paris, 1990, p. 63.
6. « *Adieu à Simone Signoret* », dans *Panorama aujourd'hui*, nov. 1985.

Il peut se faire que l'homme qui vieillit capitule devant le fait qu'il vieillit... Cette attitude est à l'origine des graves phénomènes du « matérialisme sénile » qui accorde une importance capitale aux choses tangibles : manger et boire, fauteuil confortable. On voit se développer l'entêtement sénile, le besoin de se faire valoir, de tyranniser l'entourage, de le tourmenter pour se donner le sentiment d'être encore quelque chose.

Romano Guardini, *Les Ages de la Vie*, p. 63.

Les vieillards qui courent après les distractions devraient inspirer la compassion. A force de tourner le dos au mur inévitable, ils verront tout à coup surgir le peloton d'exécution.

Gilbert Cesbron, *Passé un certain âge, op. cit.*

d'excuses, par exemple dans le monde politique quand on parle de ses adversaires !

Mais il faut aller plus loin. On ne peut pas se contenter de dénigrer... le dénigrement inspiré par l'âge. La solitude pourrait devenir une valeur positive si, au lieu de la vivre en grimaçant ou en pleurant, on en faisait une occasion de progrès spirituel. Si des ermites sont partis ou partent encore au désert, c'est parce que la solitude (avec le silence qui l'accompagne) permet d'approfondir la vie intérieure et de se rapprocher de Dieu.

Vocation, certes, sous cette forme, mais pourquoi n'aurait-elle pas de sens quand on y est contraint par l'âge. Ou par la vie. Les vocations ne sont pas des exclusivités qu'on ne pourrait suivre que par un engagement total. Vocation érémitique, vocation apostolique, vocation caritative, ce sont des appels, des invitations *pour tous*, même si on n'y répond que partiellement ou tardivement. Pourquoi la solitude de l'âge ne pourrait-elle pas être vécue parfois dans cet esprit ?

La peur de la dépendance

Au second rang sur les sondages, presque aussi lourde que la solitude, apparaît la dépendance. Certains en font même la définition de la vieillesse. Ne plus pouvoir se déplacer seul(e) ou se soigner seul(e). Avoir besoin des autres pour se lever, pour se coucher. Perdre son autonomie. Ne même pas pouvoir « rendre » le service reçu. Se sentir inutile. Ce sentiment prend aussi la forme d'une peur, quand on vieillit.

Il n'y a que deux remèdes : faire tout son possible pour entretenir son corps, pour recourir aux moyens mécaniques (comme la petite voiture), voir si on ne peut pas rendre d'autres services, etc. Mais aussi, sur le plan spirituel, perdre tout orgueil, transformer la dépendance du corps en esprit d'abandon et en temps pour la prière (nous y reviendrons).

Perdre les pédales

Plus lourde encore peut-être, est la peur de « perdre les pédales », c'est-à-dire le contrôle de sa tête, la mémoire des noms, la suite dans ses idées. Sur certaines de ces dégradations des remèdes commencent à exister, mais tous ne méritent pas la confiance, tous ne sont pas au point. Ce qui est sûr, en tout cas, c'est qu'il ne faut pas attendre que ces processus de perte soient engagés pour chercher des solutions médicales. La mémoire est un entraînement à commencer très tôt et surtout une faculté à entretenir bien avant qu'il soit trop tard. De même pour tout exercice intellectuel. De même pour l'approfondissement spirituel. Là encore on retrouve la prière.

A l'horizon : la mort

Au creux de toutes ces peurs : la peur de la mort. La plus dure, parce qu'on sait qu'il n'y a pas d'autre issue. La mort, qui est elle-même une des causes du vieillissement. Le poids de l'avenir sur le présent. Quand viendra-t-elle ? Comment ? La seule façon de la concevoir est de ne pas la considérer comme une fin. *La mort est déjà là, depuis longtemps*, dans l'usure progressive de tel ou tel organe, dans la mort progressive de nos cellules. Il n'y a pas la vie, puis la mort (et, pour les croyants, la vie, une autre vie après la mort). Il y a la mort dans la vie. En coexistence. Et quand on croit, la vie dans la mort.

La mort est, dès maintenant, une force. Un point lumineux qui m'aide à orienter ma vie. Et qui lui donne non pas un goût de mort, mais un goût de vie. La mort fait que ma vie n'est pas un jeu. Car je n'ai qu'une vie sur cette terre. Du temps, un morceau de temps. C'est là-dessus qu'il faut maintenant insister. Car le temps, depuis notre naissance, est notre seule richesse. A ne pas gaspiller.

5

Le plus bel âge, c'est l'âge qu'on a

Jacques Lebreton

Ce qui nous fait vieillir finalement, c'est une mauvaise conception du temps.

On parle de la morsure du temps (comme si c'était un serpent), de la fuite du temps (comme si c'était un voleur). Le temps apparaît comme notre pire ennemi : un trésor, oui, mais qui se vide inexorablement. Nous avons l'impression qu'il s'accélère, au fur et à mesure que nous vieillissons, comme le sable quand il arrive au fond du sablier.

Pourtant que serions-nous sans le temps ? Il est fragile, mais irremplaçable. Notre seule vraie richesse. « Un fil sur lequel glissent les pierres précieuses[1]. »

Le fil de la vie, il n'y en a qu'un. Et sur ce fil, toutes les pierres sont précieuses non seulement

1. Serge July, dans *Libération*.

les années de notre jeunesse, ou celles de notre âge mûr, mais, tout autant, les années de notre vieillesse.

Sans le temps, il n'y a rien de grand, rien de profond. Ni l'amitié, ni la fidélité. Malheureusement on s'est habitué à « minuter » le temps. A tel point qu'aujourd'hui la montre est l'un des objets les plus vendus à travers le monde : cinq cents millions chaque année. Le temps avance par secondes, parfois même par dixièmes ou par centièmes de secondes (pour les courses automobiles, par exemple).

Temps gagné ? Temps perdu ?

L'obsession est telle que la publicité se précipite dans le même sens : « Gagner du temps sur le temps » propose le TGV. Un fabricant d'appareils électroniques les définit comme « des machines pour gagner du temps ». Quant aux Postes et Télécommunications, elles lancent le chronopost, présenté sans hésitation comme « le maître du temps ».

Mais, en dehors des chronométreurs, qui sait ce que c'est que gagner du temps ? On croit parfois en avoir gagné qu'on a finalement perdu. Et inversement. Un jour, un jeune candidat au journalisme est venu me voir : je lui ai consacré une heure, tout en maugréant au fond de moi-même : A quoi bon ? Je n'ai pas le temps ! Mon article sera-t-il prêt « à temps » ? Il le fut, mais ce jeune homme, « entre-temps », était entré dans un grand quotidien où il s'était fait un nom. Un jour, dans une réunion, il s'avança vers moi. Je ne l'avais même pas reconnu. Il me dit : « Chaque fois qu'un jeune, aujourd'hui, vient me voir, je pense à vous qui m'aviez donné de votre temps et je le reçois, à mon tour, longuement... »

Il faut donner du temps au temps, comme dit un proverbe espagnol souvent repris ces dernières années par des hommes célèbres.

L'urgent n'est pas forcément l'essentiel. On finit, hélas, par les confondre.

« *De mon temps* »

Quand on vieillit, la grande tentation n'est pas seulement de mesurer son temps, c'est aussi de tout rapporter au passé. « De mon temps » est l'expression la plus fréquente quand on prend de l'âge. Non seulement on raconte ainsi son passé, mais on vit *dans* le passé. « C'était le bon temps. »

Voire ! De toute façon, le passé est passé. Quant à l'avenir, il n'est pas encore arrivé. Le secret pour bien vieillir — ou, mieux encore, pour devenir jeune — c'est de vivre *au présent*. « Vivre comme si j'avais toujours le temps pour moi, dit Teilhard de Chardin, c'est-à-dire comme si je devais rester indemne[2]. » Indemne de toute atteinte à ma santé ou à ma vie.

2. Pierre Teilhard de Chardin, *Réflexions et prières dans l'Espace-Temps*, Paris, Le Seuil, 1972.

Plus tard, il sera trop tard. Notre vie, c'est maintenant.

Jacques Prévert.

Demain détourne de l'aujourd'hui, des derniers instants encore si précieux à vivre. Il fait naître des angoisses quelquefois très vaines. Il faut faire avec aujourd'hui.

André Sève.

Je ne vois pas l'âge, je vis au présent.

Edwige Feuillère.

Avez-vous peur, par moments, de vieillir ?
— Non. Pourquoi se raccrocher à sa jeunesse au lieu de vivre intensément le présent ?

Linda Gray, actrice dans Dallas.

Tout commence à chaque instant.

Ce qui permet à Paul Claudel de déclarer : « L'automne est aussi quelque chose qui commence. »

Et aujourd'hui est le premier jour du reste de ma vie.

A partir de là, on découvre mieux toutes les valeurs positives du vieillissement.

Le temps de prendre le temps

Enfin voici venu le temps de vivre (je ne dis pas de profiter de la vie au sens un peu vulgaire du mot). Le temps *de l'écoute.* Le temps de la disponibilité, ce qui est de plus en plus rare dans nos vies trop « occupées ». Le temps de créer aussi. Le temps de donner son temps. Aux autres. A Dieu.

Le temps de la gratuité

« Notre civilisation, dit Jacques de Bourbon-Busset, est celle du profit, de l'intérêt bien calculé, du donnant donnant... Donner pour rien, c'est le comble de la bêtise, c'est peut-être aussi le comble de la vraie sagesse, celle qui met l'être au-dessus de l'avoir... Et puis la gratuité est contagieuse... Elle ne demande rien en échange de ce qu'elle donne et, parce qu'elle ne calcule pas, elle s'approche, sans l'avoir voulu et sans le savoir, de l'absolu[3]. »

Cette gratuité est une des chances de la vieillesse. Une de ses grandeurs. « Prenez du temps pour vous rencontrer, avec plutôt une paille qu'une poudre dans votre œil... Prenez du temps pour partager vos sources d'espérance plus que vos instruments de calcul... Prenez du temps pour des annonciations plus que pour des dénonciations... Prenez du temps pour écouter comme dans une coquille l'immense océan des pauvres du tiers monde. » Ce sont quelques-uns des conseils que le cardinal Etchegaray donnait aux participants d'un congrès sur le respect de la nature (Bâle, 1989). Ils s'appliquent à bien d'autres circonstances et à bien d'autres combats.

3. *La Croix*, 12/2/91 (Chronique).

Du seuil de l'automne, je me retourne et je vous crie la bonne nouvelle : Ce peut être la plus fertile des saisons, la plus douce aux yeux. Un étrange soleil s'y laisse regarder en face. Il éclaire votre visage, votre visage définitif. On en voit mieux les rides, bien sûr ; mais il aura dépendu de vous seul que ce soient celles de la peur ou celles du sourire. Elles, elles ne se ressemblent pas.

Gilbert Cesbron, *Passé un certain âge*, p. 59.

Le temps de l'émerveillement

C'est le propre de la jeunesse, pense-t-on. Peut-être, à condition de ne pas aller trop vite. Le risque est grand de passer à côté de toutes les occasions de s'émerveiller — en particulier devant la nature : « L'automne de l'existence, c'est le moment de s'arrêter pour voir toutes les couleurs, goûter toutes les senteurs, toutes les richesses de la nature et de la vie et, si nous avons vécu jusqu'ici un peu morts, de nous préparer au moins à mourir vivants[4]. »

Être attentif aux choses et aux êtres ; aux œuvres d'art, aux livres. Se laisser étonner : « La vieillesse débute exactement le jour où on n'a plus envie d'être, joyeusement, étonné[5]. » Et « Dieu, c'est quand on s'émerveille » disait Maurice Zundel.

C'est aussi *le temps de la contemplation* sans laquelle l'action devient agitation. Et *le temps du*

4. L. Evely, *Chaque jour est une aube*, Paris, Le Centurion, 1987, p. 20-21.

5. Père Bro, *France catholique*.

silence, sans lequel les mots perdent toute résonance et toute importance.

Le temps du dépouillement

Là encore les témoins sont nombreux, que je pourrais appeler à la barre. Le premier d'entre eux est Jean Paul II qui a écrit : « Le vieillissement est l'âge privilégié du dépouillement. » Ce n'est plus le moment de s'attacher à des détails, à des rancœurs, à des petitesses, à des dénigrements, à des gémissements, à des souffrances. C'est le temps du pardon.

Encore faut-il savoir l'apprivoiser, le temps. Sans se moquer de lui. Sans jouer à faire des courses contre lui. Il faut vivre *avec* le temps, comme si c'était quelqu'un qu'on respecte, qu'on soigne et qu'on aime. Il faut cheminer avec lui, jour après jour. Sans le brusquer. Sereinement.

Le temps de la transparence

Une autre manière de considérer le temps du dépouillement. La transparence est un mot à la mode, surtout lorsqu'il s'agit d'argent ou de politique. Mais il s'applique encore mieux à la vie spirituelle.

En vieillissant on risque de devenir un bloc de granit. Dur. Imperméable. Immuable. On ne change plus d'idées, on ne change plus d'amis, on ne change plus de goûts. Pourtant « l'épreuve du temps » enlève beaucoup d'illusions. Elle rend possibles, sinon faciles, des gestes de liberté. Certains, dans l'entourage, s'en étonnent. Pour ma part, j'ai un faible pour les vieilles dames indignes.

C'est le moment où se profile le danger de la dépendance, mais c'est aussi celui où l'indépendance peut s'affirmer. L'indépendance d'esprit, l'indépendance de jugement, l'indépendance du cœur. Le bloc de granit devient alors un bloc de cristal. A la fois dur et fragile. La transparence, c'est laisser apparaître quelqu'un au fond de soi, Quelqu'un de plus important que soi. C'est ne faire qu'un avec sa vérité, ne faire qu'un avec La Vérité. « Bien vieillir, a écrit Gilbert Cesbron, est affaire de transparence[6]. »

Le temps de la tendresse

Mon premier témoin, ici, est Stan Rougier : « Nous avons l'âge de notre tendresse. Notre usure n'est rien d'autre que de l'amour inemployé. » L'âge de l'amour est passé, avec ses tempêtes, son exclusivisme, son engagement total. Si vous voulez savoir ce que c'est que la tendresse, regardez une grand-mère avec ses petits-enfants. Ou l'inverse.

La tendresse n'est pas ce qui reste de l'amour, elle est quelque chose de plus intime, de plus doux,

6. Gilbert Cesbron, *Passé un certain âge*, *op. cit.*, p. 50.

Le problème n'est pas d'ajouter des années à la vie, mais de la vie aux années.

Jean Borotra.

La jeunesse est le temps qu'on a devant soi.

Jules Romains.

Notre enfance est en nous, on la vit, puis on y repense jour après jour, toute la vie. Mais notre vieillesse est encore dans l'avenir, elle est toujours devant nous et elle n'a pas d'après. Curieusement, alors que dans notre esprit, l'idée de la jeunesse est synonyme d'avenir et la vieillesse de passé, la réalité est exactement l'inverse. On ne peut pas dire « Je serai jeune » et « j'ai été vieux » !

Pierre Guillet, *L'aventure de l'âge*, p. 67.

Si nous voulons surmonter l'artériosclérose de la vie spirituelle, si nous voulons échapper à ce vieillissement spirituel qui est lamentable, il nous faut garder cette vue prospective en avant de nous-même, et non pas en arrière, sachant que chaque jour la vie commence à nouveau, parce que la grâce de Dieu est inépuisable.

Maurice Zundel, *Vive flamme*, n° 179.

de plus personnel. Mais pas moins forte. Je peux « aimer » mon pays, mon travail, un livre, un poème. Cet amour s'exprime par un verbe qui se conjugue. Il n'y a pas de verbe pour dire la tendresse, seulement un substantif plein de pudeur et qui ne finit pas. La tendresse ne concerne que des personnes (à la rigueur des animaux, donc des vivants). Elle n'accapare pas. Elle ne brutalise pas. On dit que Dieu est amour : sans doute, mais j'ai envie de dire qu'Il est aussi tendresse. Et miséricorde.

Gilbert Cesbron a employé une très belle expression pour évoquer cette démarche : « Vivre de tendresse en tendresse et d'instant en instant, comme respire le nageur[7]. »

Le temps de la prière

La prière est un élan de tendresse. Tendresse à l'égard de tous ceux *avec qui* nous prions (Marie, les saints, le peuple de Dieu), de tous ceux *pour qui* nous prions (dans nos intentions) et, d'abord, de *Celui* que nous prions, Père, Fils, Esprit. La prière est la vocation spéciale des personnes âgées, parce qu'elles ont du temps. « Une civilisation où on ne prie plus est une civilisation où la vieillesse n'a plus de sens, écrit Olivier Clément. Et cela est terrifiant. Or, nous avons besoin avant tout de vieillards qui prient parce que la vieillesse est donnée pour cela. »

Et non seulement renforcer sa prière, mais la rajeunir. Si nous devons en vieillissant, « devenir jeunes », cela s'applique aussi au domaine essentiel de la prière. Rajeunir notre prière pour rajeunir notre cœur. La rajeunir au fur et à mesure que

7. Gilbert Cesbron, *ibidem*, p. 175.

nous vieillissons, sinon elle risque de vieillir avec nous et nous avec elle.

J'avais, un jour, proposé ce thème de réflexion pour préparer une assemblée de prière avec la Vie Montante. Certains réagirent vivement : « La prière n'a pas d'âge, elle est de tous les temps et de tous les âges » ou « Je récite mon chapelet, c'est toujours le même » ou encore « Pourquoi changer ma prière ? N'est-elle plus bonne ? »

En fait il ne s'agit pas de changer la prière en son fond, ni de changer les grandes prières intouchables. Il s'agit seulement de savoir si nous ne nous sommes pas trop habitués à des formules que nous répétons d'une manière routinière. Rajeunir sa prière, c'est ne pas la laisser vieillir elle-même, ne pas la laisser s'engourdir, ne pas la laisser se raidir. Donc la rendre plus universelle, la rendre plus proche des mots de tous les jours, l'élargir du côté de la louange et de l'action de grâces. Et surtout non pas même la rajeunir, comme on donne des coups de peinture fraîche sur de la peinture ancienne, mais la faire jaillir de notre cœur, toute neuve, comme si elle n'avait jamais existé. Non seulement la redécouvrir, mais la découvrir. Elle est comme une source ignorée.

Prier, c'est aussi se mettre à l'écoute de Dieu. Nous risquons de devenir sourds, et pas seulement physiquement. Nous risquons de devenir bavards, c'est-à-dire de ne pas écouter les autres, ni Dieu, alors que nous avons du temps pour cela. Nous risquons de confondre *les* prières (même multipliées) avec *la* prière, qui est un état de l'être et pas une activité parmi d'autres. Et d'oublier qu'il n'y a pas de prières là où il n'y a pas de silence.

Le silence est en quelque sorte la base de la prière. Quel peut être le poids de nos mots s'ils ne sortent pas du silence ? Nos prières sont comme des îles dans la mer. Il n'y aurait pas d'îles s'il n'y avait pas de mers. La mer du silence. On dit parfois que la vieillesse est le temps du silence. Oui, mais de quel silence ? Celui qu'on subit, le plus fréquent à cet âge, ou celui qu'on crée en soi, fait d'attention à Dieu (comme aux autres), le seul silence positif et créateur.

On dit que la prière est le propre de l'âge. Parce qu'on a le temps. Mais ce n'est pas vrai pour la prière qu'on récite ou qu'on débite sans attention. La vraie prière, c'est celle qu'on fait surgir — ou qu'on laisse surgir — du fond de soi, à tout moment, en toute occasion. Avec les mots habituels ou avec des mots nouveaux. On s'habitue à un vocabulaire, on s'habitue à un langage. Les mots aussi vieillissent, eux aussi ils s'usent. Il faut rafraîchir son langage comme on rafraîchit son visage — et son cœur. Non pas pour faire jeune. Mais pour être jeune.

La prière est le moyen de sortir de la solitude, qui est la plus grande menace de l'âge. Elle nous relie aux autres en nous reliant à Dieu. Car elle est une force que nous demandons et que nous nous donnons les uns aux autres. Une force mystérieuse mais agissante. *Le secret* de la sérénité. *Le secret* de l'allégresse. *Le secret* de la jeunesse à

Une vieille charmante dame me disait : « Quel âge délicieux, la vieillesse ! On ose enfin être soi-même, on se moque des convenances, du respect humain, on est libéré de ses ambitions et donc disponible pour accueillir et pour écouter. »

Et une autre ajoutait : « Extérieurement, tout se rétrécit, mais intérieurement tout s'élargit »... Ce qui nous reste d'invinciblement jeune, c'est le cœur.

Romain Gary écrit : « Le temps ne nous vieillit pas, il nous impose seulement ses déguisements. » Notre désir d'aimer et d'être aimé est plus vivant que jamais. Nous sommes devenus plus conscients d'une puissance d'aimer en nous que la vie ne nous a pas permis d'exprimer...

L'automne de l'existence, c'est le moment de s'arrêter pour voir toutes les couleurs, goûter toutes les senteurs, toutes les richesses de la nature et de la vie et, si nous avons vécu jusqu'ici un peu morts, et nous préparer au moins à mourir vivants.

L. Evely, *Chaque jour est une aube*, Le Centurion, 1987, p. 20-21.

laquelle nous ne cessons, malgré l'âge, d'être conviés.

C'est en ce sens que la vieillesse est bien le temps privilégié de la prière. Le chemin de la jeunesse du cœur.

Les personnes âgées sont des *veilleurs* — pour reprendre un mot de l'Évangile. « Reste avec nous, Seigneur, voici le soir » (Luc, 24, 29).

Le temps des Béatitudes

C'est à Gilbert Cesbron, encore une fois, que j'ai recours — et ce n'est pas un hasard — pour proposer une dernière définition de la vieillesse : c'est le temps des Béatitudes. Le temps de l'ouverture. Le temps de l'aventure spirituelle. Le temps du renouvellement. Les Béatitudes sont le contraire de l'habitude. Certes, elles s'adressent à tout le monde, à tous les âges, mais il en est, parmi elles, qui peuvent toucher particulièrement les plus âgés parmi nous. « Vieillir bien, dit-il, c'est tout bonnement le faire selon les huit béatitudes : désintéressement, non-violence, compassion, tolérance, pureté de cœur, etc. Or voici que précisément la vieillesse nous y prédispose naturellement. »

Les faits ne corroborent pas toujours cette manière de voir. Il y a dans la vieillesse, parfois, des éclats d'impatience, d'égoïsme, de médisance. Il n'empêche que la vieillesse en soi prédispose à l'exercice des béatitudes. Et Cesbron choisit tout particulièrement la sixième béatitude, la pureté du cœur. « C'est le plus beau cadeau, dit-il, que nous apportent les cheveux blancs : un regard neuf et délavé... L'impuissance à laquelle nous sommes réduits nous délivre des calculs et des arrière-pensées qui auront obscurci le regard notre vie durant. Voici que la pureté du cœur nous devient naturelle ; c'est une joie secrète, rayonnante et, pourtant, presque incompréhensible... Ainsi l'homme vieillissant devient-il, s'il écoute ces voix profondes, l'homme des Béatitudes, c'est-à-dire, dans un langage moins galiléen, *quelqu'un qui aide les autres à vivre*[8]. »

8. Gilbert Cesbron, *ibidem*, p. 30.

Les béatitudes

1. Bonheur à toi que l'Esprit rend pauvre :
le Royaume, c'est pour toi !

2. Bonheur à toi que désarme l'amour :
la terre de Dieu, c'est ton héritage !

3. Bonheur à toi qui pleures :
chacune de tes larmes sera essuyée !

4. Bonheur à toi
qui as faim et soif de me ressembler :
à ma table, tu es l'invité !

5. Bonheur à toi dont le cœur
s'ouvre à toute détresse :
en ta tristesse s'ouvre le cœur de Dieu !

6. Bonheur à toi
dont le cœur n'est jamais partagé :
le visage de Dieu, tu le vois !

7. Bonheur à toi l'artisan qui fais la paix :
enfant de Dieu, tu l'es !

8. Bonheur à toi que l'on frappe
parce que tu m'aimes en ton frère :
au-dedans de toi, je règne !

Traduction de Daniel-Ange

6

Les vieillards meurent parce qu'ils ne sont pas aimés

Henry de Montherlant

On ne vieillit pas tout seul. L'âge des personnes âgées dépend beaucoup des regards que « les autres » portent sur elles. Souvent on les traite comme des enfants et même on leur parle comme à des enfants, sous le prétexte qu'elles sont « retombées en enfance ». Elles n'y retomberaient pas si on les regardait autrement.

J'ai entendu dans je ne sais quelle émission un homme vieux dire : « Le plus dur c'est de s'apercevoir que l'on n'existe plus, que les regards des autres vous évitent et que c'est peut-être pire que les regards apitoyés, voire les regards de dégoût » (Françoise Xenakis).

De là l'impression d'être, avant l'heure, « hors course ». Déjà ignoré. Déjà mort.

« Ils m'oublient »

Ce dont elles ont besoin, les personnes âgées, c'est du sourire des autres, de leurs baisers, et qu'on leur donne des fleurs (comme le font en priorité les Petits Frères des pauvres). Certes, il faut construire pour elles des résidences adaptées, multiplier les prises en charge à domicile, créer des clubs ou des universités, mais rien ne remplacera jamais une présence, rien ne remplacera jamais, si la situation familiale s'y prête, la conversation avec un petit-fils ou une petite-fille. Rien ne remplacera jamais un coup de téléphone ou une visite.

Le mot le plus terrible dans la bouche d'un vieillard pensant aux siens, c'est : « Ils m'oublient. »

Michèle Barzach, l'ancien ministre de la Santé, n'a pas craint d'écrire un jour : « Malgré leur imagination si fertile et leurs moyens presque illimités, nos sociétés développées ne pourront jamais inventer la prestation sociale ou la structure spécialisée qui remplaceront une poignée de mains ou un regard échangé[1]. »

La grandeur d'une civilisation

Le plus grave facteur de vieillissement, c'est l'entourage, la publicité, la télévision.

1. Michèle Barzach, *Le paravent des égoïsmes*, Paris, Éd. Odile Jacob, p. 258.

Finalement ce sont les sentiments qui déterminent les âges de la vie. L'important, c'est d'être aimé. La vieillesse est dans le regard des autres.

Ségolène Royale, *Le printemps des grands-parents*, p. 60.

Contre l'illusion d'optique, le mirage, l'hallucination, le rêve éveillé, le fantasme, le délire, le trouble de l'audition... le rempart le plus sûr, c'est notre frère, notre voisin, notre ami ou notre ennemi, mais quelqu'un, *grands dieux, quelqu'un.*

Michel Tournier, *Vendredi ou les Limbes du Pacifique.*

Les proches, trop souvent, éliminent la personne âgée, en la réduisant à de la figuration, en l'écartant des décisions.

On a dit — et c'est mon avis — que la grandeur d'une civilisation se mesure à son attitude à l'égard des Anciens. Je crois que nous n'avons pas à être fiers.

En somme il dépend de nous, jeunes ou vieux, que les personnes âgées soient heureuses d'être comprises, fortes d'être aidées et aimées, et j'ajouterais : utiles aux autres.

Vieillir, ce n'est pas devenir « blindé », après tant d'épreuves, tant de souffrances, tant de combats. C'est devenir fragile. Même si on accumule du savoir, on a perdu tout pouvoir, toute vitalité. A ce moment-là, au contraire, même des gestes de respect ou de politesse peuvent blesser — à tort d'ailleurs : par exemple le jeune homme ou, pis la dame déjà vieille, qui se lève pour vous laisser la place dans le métro. Vous avez l'impression d'être considéré comme un handicapé ou un infirme. Et pourtant il faut sourire, car ce n'était pas seulement la preuve d'une bonne éducation, c'était peut-être — comme souvent — un geste d'amitié, un sourire complice, un brin d'humour.

Si on vous laisse debout, ne ronchonnez pas contre cette jeunesse qui « ne sait pas vivre ». Acceptez, vous aussi, de n'être pas reconnu comme un vieil homme ou une vieille femme : après tout, c'était peut-être un hommage (conscient ou inconscient, peu importe). C'est encore une chance de ne pas provoquer la pitié : Réjouissez-vous !

Les retraités solidaires

Notre vieillissement ne dépend pas seulement du regard des autres : il dépend aussi de notre propre regard sur eux. Et surtout de ce que nous faisons pour eux ou avec eux. Le pire, c'est de ne plus s'intéresser positivement aux autres, de ne plus chercher à les aider (comme si c'était à notre tour d'être aidé). Il y a tant de choses qu'on peut faire pour les autres, du plus petit geste au plus grand dévouement. *Gratuitement*. Par simple amour.

Face aux retraités solitaires, il faut lancer l'appel à des retraités solidaires.

Déjà le nombre est étonnant des « fonctions » qui peuvent être ainsi remplies et le nombre des personnes, quatre millions dit-on, déjà engagées dans cette voie.

Le devoir d'indignation

J'ai dit que j'aimais les « vieilles dames indignes ». Mais j'aime aussi les vieilles dames indignées et les vieux messieurs indignés.

Deux exemples : ne pas tolérer les délits de droit, où que ce soit, ni les abus de pouvoir, ni les petites injustices qui ne sont pas plus admissibles lorsque l'on est vieux que lorsque l'on est jeune. Devenir sceptique, c'est un signe — et même une source — de vieillissement. « Il ne faut plus admettre les massacres, même au-delà des frontières. Et toujours rester indigné. Faute de quoi, on vieillit », déclara un jour Bernard Kouchner, en tant que secrétaire à l'Action humanitaire.

La vieillesse au secours de la nature

Élargissons la réflexion. Ce n'est pas seulement l'action humanitaire hors des frontières qui est un signe de vitalité, mais aussi l'action humanitaire proche, discrète, au profit de tous ceux qui, près de nous, en ont besoin.

Tout un secteur est ouvert aux personnes âgées qui peuvent — et pourraient — intervenir de mille manières dans la cité, parce qu'elles ont du temps, parce qu'elles ne courent pas après un salaire, parce que souvent elles ont des compétences appropriées. Parmi ces secteurs, en particulier, la pollution, l'action écologique (le problème de la nature par exemple) devraient faire partie des interventions chères aux personnes âgées. Quand on vieillit on est très sensible à tout ce qui s'abîme.

Et vous, que faites-vous pour les autres ?

Un jour, dans une réunion qui s'adressait largement à des gens de ce qu'on appelle le troisième âge, j'ai posé la question : Et vous, que faites-vous pour les autres ? J'ai été très impressionné par le nombre et la variété des réponses.

Voici quelques-unes de ces réponses, parmi beaucoup d'autres, et en vrac :

— s'occuper des alcooliques (mouvement Vie libre) ;

— visiter les « autres » personnes âgées, les prisonniers, les malades ;

— devenir tricoteuse SOS ;

— accueil-partage ;

— lecture et correspondance pour les personnes âgées ;

— apprentissage artisanal ;

— réunions « Age d'or » ;

— animation d'une maison de chômeurs ;

— chorale ;

— réunions Vie montante ;

— aide aux enfants ou aux immigrés pour le travail (grand-mère occasionnelle) ;

Ma vie n'a pas de sens si je ne sers pas les autres.

Yehudi Menuhin, *La Vie*, 2 mai 1991.

Au contraire des piles Wonder, le vieux ne s'use que si l'on ne s'en sert pas.

Guy Gilbert.

Pour que la vieillesse ne soit pas une dérisoire parodie de notre existence antérieure, il n'y a qu'une solution : c'est de continuer à poursuivre des fins qui donnent un sens à notre vie : dévouement à des individus, des collectivités, des causes, travail social ou politique, intellectuel, créateur. Contrairement à ce que conseillent les moralistes, il faut souhaiter conserver dans le grand âge des passions assez fortes pour qu'elles nous évitent un retour sur nous. La vie garde un prix tant qu'on en accorde à celle des autres à travers l'amour, l'amitié, l'indignation, la compassion.

Simone de Beauvoir, *La vieillesse*, t. 2,
Éd. Gallimard, coll. « Idées », p. 395-396.

— la porte ouverte (écoute et conseil) ;
— pratiquer l'art, si utile, du conte ;
— restaurants du cœur ;
— aller aider sur place des responsables d'entreprise dans des pays en voie de développement (ACTI).

Tous bénévoles[2].

Tous ces exemples supposent une attitude inté-

2. Voir la documentation à la fin de ce livre.

rieure exempte de toute condescendance. Aller vers les autres suppose que nous nous sentions comme les autres : un semblable, un frère.

Bien vieillir, c'est s'oublier pour aider les autres. « Mal vieillir, disait Brassens — pardonnez-moi l'expression, elle est de lui — c'est emmerder les autres avec ça. » François d'Assise disait, moins crûment : « Ta misère, elle regarde le Seigneur, les autres ils attendent ta joie. »

L'Église a besoin des Anciens

A ces exemples, il convient d'ajouter toutes les possibilités d'occupations à caractère religieux :

— participer à l'aumônerie de l'hôpital,

— aider à la préparation de la liturgie,

— assurer une permanence à l'église pour qu'elle reste ouverte toute la journée,

— participer aux efforts du Secours Catholique ou du CCFD,

— assurer la catéchèse — service important, qui suppose toute une formation,

— apporter de l'aide aux prêtres qui ont plusieurs paroisses à desservir (jusqu'à vingt-cinq églises de village dans une région que je connais),

— organisation des célébrations en l'absence (ou plutôt en l'attente) de prêtres.

L'Église commence à comprendre tout ce que peut bien apporter le troisième âge. Naturellement son activité, sa mission ne doivent pas être l'apanage de tel ou tel âge. Son image est souvent trop vieille. Mais la vieillesse change maintenant. En quantité. En qualité. Des bonnes volontés sont disponibles, pour rendre des services certainement, mais plus encore pour donner une image renouvelée de la foi. Il ne s'agit pas d'un retour en arrière, mais d'une marche audacieuse en avant.

Comme l'écrivait un homme de soixante-douze ans à la suite d'un sermon prêché un dimanche par le Père Besnard à la Télévision religieuse : « Le troisième âge est l'âge du repos, *non de l'inertie*. Il y a tant de choses à faire, tant de mains qui se tendent, tant de cœurs à aimer, tant de souffrances à écouter et à consoler, tant de joies à donner ou à partager... Le "troisième âge" est un bel âge. Rien n'est inutile et si nous ne pouvons plus faire que des petites choses, pour Dieu rien n'est petit. Tout contient de l'Éternel[3]. »

3. A.M. Besnard, *Quand les vieux parlent*, Paris, Éd. du Cerf, 1978, p. 122.

7

Grand âge nous voici
et nos pas d'hommes vers l'issue
C'est assez d'engranger
Il est temps d'éventer
et d'honorer notre aire

Saint-John Perse,
Œuvres poétiques

On ne fera pas face à la révolution sociale et culturelle qui s'amorce sous le choc du vieillissement par le seul recours à la médecine ou aux cosmétiques antirides. Ni par les seules modifications de l'âge de la retraite. Ni par des mesures, si nécessaires soient-elles, pour porter remède à la dépendance.

L'âge, c'est l'âge... Il faut en prendre son parti. A quoi bon gagner des années si on laisse s'aggraver la solitude?

La grande attente, aujourd'hui, en ce domaine comme en beaucoup d'autres, est d'ordre spirituel. Quelles valeurs faut-il développer? Quel sens donner à la vie, jusque dans ses détails? De quoi les personnes âgées ont-elles le plus besoin? Et dans quel langage? Il faut bien reconnaître que les propositions, sur ce plan, ne sont pas toujours excellentes. Les valeurs éthiques sont souvent en retard sur les situations réelles.

« Ce n'est pas facile de bien vieillir, dit Helder Camara et il ajoute, reprenant un texte de saint Paul : « Et cependant si nous pouvions, avec la grâce du Seigneur, *vieillir par le dehors sans vieillir par le dedans*, rester jeunes, garder l'espérance. Car tant qu'on a des raisons de vivre[1]... »

Nous avons des raisons de vivre. Car « toute notre vie est un printemps parce que nous avons en nous la vérité qui ne vieillit pas et que cette vérité anime toute notre vie[2] ».

Là est la source.

« Il ne faut pas vieillir, c'est un péché, écrit Maurice Zundel, l'un des plus grands spirituels de ce siècle. Il ne faut pas se raidir, il ne faut pas se scléroser. Il faut garder la jeunesse de notre corps dans la mesure du possible, la jeunesse de notre mémoire et de notre intelligence. Et toujours garder la jeunesse de notre cœur. Et la garder, ce sera cela : être simplement tourné sans cesse vers cet Orient où luit le Visage de l'éternelle jeunesse. Il faut que nous soyons toujours disponibles à toutes les idées, à toutes les découvertes, à toutes les rencontres, à tous les renouvellements,

1. *L'Évangile avec dom Helder*, Paris, Le Seuil, 1985, p. 187.

Référence saint Paul, 2 Co 4, 16 : « Nous ne perdons pas courage parce que même si en nous l'homme extérieur va vers sa ruine, l'homme intérieur se renouvelle de jour en jour. »

2. Clément d'Alexandrie.

que nous changions de clavier à cinquante, à soixante ans. Il faut que nous soyons entièrement disponibles au point de vue de toutes les opinions en gardant simplement la continuité de direction vers la Lumière vivante, vers la Lumière toujours jeune et toujours belle qui vient à nous avec un Visage de candeur[3]... »

Cette éternelle jeunesse, c'est elle qui est ici définie : « La seule jeunesse impérissable est celle du "Oui". Il faut entrer à nouveau chaque matin dans le monde par le consentement à la vie... Dire "oui" à la vie telle qu'elle est, dire oui aux autres tels qu'ils sont, oui à la création tout entière, c'est entrer chaque matin de nouveau dans le monde, c'est renaître, c'est communier au "oui" créateur, c'est être jeune enfin de la jeunesse éternelle de Dieu[4]. »

Et si vous craignez d'avoir les mains vides au terme de votre chemin, souvenez-vous de cette remarque de Catherine Paysan : « On vieillit. On s'aperçoit que la seule chose qui vous emplisse les mains n'est jamais ce qu'on a pris, mais ce qu'on a donné. »

3. Cité par Marc Donzé, dans *Témoins d'une présence*, Éd. du Tricorne, 1987, p. 116.

4. Louis Lochet, *Espérance de vie*, Éd. ouvrières, 1978.

8

Reste avec nous, Seigneur, le soir tombe

Luc, 24, 29

Que nous servira d'avoir longtemps vécu,
si tant d'années de labeur et de peine
ne sont que fumée prête à s'évanouir ?

Apprends-nous plutôt, Seigneur,
à bien compter nos jours,
à laisser entrer
la sagesse dans nos cœurs[1].

C'est Toi mon espoir, Seigneur,
depuis le temps de ma jeunesse.
Maintenant que déclinent nos forces
ne m'abandonne pas[2].

Grâce et bonheur m'accompagnent
tous les jours de ma vie ;
ma demeure est ta maison
aussi longtemps que durent mes jours[3].

1. Extraits de trois psaumes toujours actuels, d'après la traduction du recueil *Nous te prions* (Éd. du Cerf). Ils tracent le chemin de prière. Ps. 90.

2. Ps. 71 (appelé souvent « la prière de l'homme qui se sent mourir »).

3. Ps. 23.

C'est dur de vieillir

On retrouve les mêmes thèmes tout au long des siècles. Le premier évoque le poids du vieillissement. Il ne faut pas se le cacher. C'est en quelque sorte le commencement du chemin, quels que soient les temps ou les tempéraments.

— D'abord une prière ancienne, de saint Éphrem, un moine du IVe *siècle, en Syrie, p. 85.*

*— Ensuite, une prière de Jacques de Saroug (*Ve-VIe *siècle), utilisée dans la liturgie syriaque, d'après la traduction de Khalil Kochassarly, p. 86.*

— Une brève prière de saint Bernard (1090-1153), p. 87.

— Une prière contemporaine (abrégée), de Michel Quoist, tirée de Chemins de prière *(Éditions ouvrières), p. 88.*

— On remonte quelques siècles avec ce texte humoristique et percutant, trouvé en Angleterre. Il est d'une religieuse française du XVIIe *siècle, p. 91.*

Certaines de ces prières — et des suivantes — ont été publiées dans la revue Prier. *J'en ai ajouté d'autres que j'ai eu l'occasion d'utiliser également, dans des « rendez-vous de prière ». Dans tous les cas, j'ai veillé, sans les trahir, à ce qu'elles soient lisibles et utilisables pour les chrétiens d'aujourd'hui.*

Ne te souviens pas de mes péchés

Seigneur Jésus-Christ,
toi qui as pouvoir sur la vie et sur la mort,
toi qui connais les secrets intimes,
purifie-moi
de ce que j'ai secrètement commis de mal
sous ton regard.

Vois, ma vie décline de jour en jour
et mes péchés se multiplient.
O Seigneur, Dieu des âmes et des corps,
tu connais l'extrême fragilité
de mon âme et de mon corps.
Donne force, Seigneur, à ma faiblesse
et soutiens-moi dans ma détresse.

Donne-moi un cœur reconnaissant
qui se souvienne toujours de tes bienfaits,
O Seigneur d'infinie bonté !
Ne te souviens pas de mes nombreux péchés
et oublie mes trahisons.

O Seigneur, ne dédaigne pas
la prière du pécheur que je suis,
mais conserve-moi ta grâce
afin qu'elle me protège jusqu'à la fin
comme jusqu'à présent !

Seigneur, bien qu'indigne,
je te loue et te glorifie,
car tu m'as montré
une miséricorde sans limite.
Tu as été mon protecteur et mon aide.
Que ton nom soit éternellement béni !
A toi, notre Dieu, dans les siècles des siècles.

Saint Éphrem (IVe siècle).

Seigneur, sois le soleil pour mon soir

Seigneur, j'espère ton pardon, accorde-le-moi
pendant qu'il est encore temps,
donne-moi des larmes pour implorer ta miséricorde.
J'ai soif de tes miséricordes ;
sans elles, je ne peux pas vivre ;
océan des miséricordes, submerge-moi de ta bonté.

Le jour décline,
et voici que les ténèbres m'envahissent.
Sois pour moi un soleil
qui me guidera le soir dans ma marche.
Que le jour de ma mort ne survienne pas
en dehors de ta vigne.
Toi, la bonté, daigne agréer l'heure de ma mort.

J'ai passé trop de temps dans la frivolité,
accueille-moi, à la fin de ces jours,
pour que je sois à toi ;
Le prince de l'erreur a cherché à me tuer ;
Seigneur, tu es ma force :
verse sur moi ton remède et je serai guéri.

O lumière qui as dissipé les ténèbres de la terre,
sois loué, matin et soir,
par le peuple que tu as racheté dans ton sang.
En tout temps, quand il fait soir,
durant la tranquillité de la nuit
et le matin, dès le lever du soleil,
sois glorifié avec ton Père et ton Esprit Saint. Amen.

Liturgie syriaque.
Hymne de Jacques de Saroug (Ve-VIe siècles).

Prends les années qui me restent

Incline vers toi, ô Dieu,
ce peu de chose que tu as voulu que je sois.

De ma pauvre existence,
je te supplie de prendre les années
qui me restent à vivre.

Quant à celles que j'ai perdues,
j'en éprouve humiliation et repentir.
Veuille ne pas dédaigner mes regrets.

Désormais il n'y a plus en moi
que le désir de la sagesse
et un cœur que je t'offre.

Saint Bernard (XIIe siècle).

Aujourd'hui peut être plus riche qu'hier

Je vieillis, Seigneur,
et c'est dur de vieillir !
Je ne puis plus courir,
et même marcher vite.
Je ne puis plus porter
de lourdes charges,
et monter rapidement
l'escalier de chez moi...
Ma mémoire faiblit et, rebelle,
me cache des dates et des noms
que pourtant elle connaît.

Chaque jour un peu plus, Seigneur,
je me retrouve seul,
seul avec mes souvenirs,
et mes peines passées
qui toujours en mon cœur
demeurent très vivantes,
tandis que beaucoup de joies,
souvent me semblent envolées...

Seigneur, comment croire
que le temps d'aujourd'hui
soit le même que le temps de jadis,
celui qui courait si vite
certains jours, certains mois,
tellement vite
que je ne pouvais pas le rattraper,
et qu'il m'échappait
avant que j'aie pu le remplir de vie ?

Aujourd'hui j'ai du temps, Seigneur,
Trop de temps.
Du temps qui s'entasse à mes côtés,
inutilisé.
Et moi, je suis là, immobile,
et ne servant à rien.

Je vieillis, Seigneur,
et c'est dur de vieillir,
au point que certains de mes amis
te demandent souvent
que finisse cette vie
qui devient, pensent-ils,
désormais inutile.

Ils ont tort mon petit, dit le Seigneur,
Et toi aussi qui ne le dis pas,
mais parfois les approuves...
Car un cœur qui bat, fût-il très usé,
donne encore la vie
au corps qu'il habite,
et l'amour en ce cœur peut jaillir,
souvent plus puissant et plus pur
quand le corps fatigué
lui laisse enfin la place.
Certaines vies débordantes, vois-tu,
peuvent être vides d'amour,
tandis que d'autres,
paraissant bien banales,
rayonnent à l'infini.

Regarde ma mère Marie,
pleurant immobile au pied de ma croix.
Elle était là.
Debout certes,
mais elle aussi impuissante,
tragiquement impuissante.

Elle ne faisait rien,
sinon que d'être là.
Tout entière recueillie,
Tout entière accueillante,
et tout entière offrante,
et c'est ainsi qu'avec Moi
elle a sauvé le Monde,
en lui redonnant tout l'amour
perdu par les hommes
sur les routes du temps...

Crois-moi, ta vie aujourd'hui
peut être plus riche qu'hier,
si tu acceptes de veiller,
sentinelle immobile
dans le soir qui vient.
Et si tu souffres
de n'avoir plus rien en tes mains,
que tu puisses me donner,
offre ton impuissance.
Et ensemble, je te le dis,
nous continuerons de sauver le Monde.

Michel Quoist.

Une vieille femme amère est un chef-d'œuvre du diable

Seigneur, tu le sais mieux que moi,
je vieillis chaque jour.

Garde-moi de cette habitude désastreuse
de croire que j'ai quelque chose à dire
à propos de tout
et en toutes occasions.
Libère-moi du désir
d'arranger les affaires de tout le monde.
Rends-moi réfléchie et non maussade,
serviable et non autoritaire.
Il me semble parfois dommage
de ne pas utiliser
mon immense expérience :
mais tu sais, Seigneur,
que j'aimerais garder quelques amis.

Garde-moi de me perdre
dans le récit de mille détails,
et donne-moi des ailes
pour aller à l'essentiel.
Scelle mes lèvres sur mes peines
et mes douleurs
bien qu'elles augmentent sans cesse
et qu'il soit de plus en plus doux,
au fil des ans, de les énumérer.

Je n'ose pas te réclamer
une meilleure mémoire,
mais si elle se heurte
à la mémoire des autres,
enseigne-moi la merveilleuse leçon
qu'il peut m'arriver de me tromper.

Je ne tiens pas à être une sainte :
les saints sont parfois si difficiles à vivre !
Mais une vieille femme amère
est un chef-d'œuvre du diable.
Aide-moi à jouir de la vie.
Il y a tant de choses gaies et amusantes
là où on ne s'y attendait pas :
rends-moi capable de les voir
comme de reconnaître des talents
là où l'on n'en soupçonnait pas ;
et donne-moi la grâce de le dire... Amen.

Nous ne sommes pas seuls

Nous ne sommes pas seuls. Le Seigneur est là, prêt à écouter mes prières.

— Telle, cette litanie du père Michel Hubaut : « Ne me lâche pas la main, Seigneur » (tirée de Prier les sacrements, *DDB),*

— ou cette prière du cardinal Villot († 1979). Si beaucoup de choses nous manquent quand nous vieillissons — par exemple la force, la mémoire, le dynamisme, il faut accepter ces marques. « Je m'abandonne à Toi. »

— Joseph Folliet, même en vieillissant, gardait un grand sens de l'humour. On le voit bien dans cette prière qu'on peut dire en souriant : « Fais que je sois de toutes les saisons » (tirée de Le soleil noir, *Le Centurion, 1972).*

— La prière suivante s'adresse à Marie. Elle aussi peut m'aider. « J'ai encore besoin d'une mère. » Origine inconnue.

— En vieillissant, nous risquons de nous replier sur nous-mêmes. « Ouvre mes yeux, Seigneur », demande le cardinal Etchegaray.

— Garder les yeux ouverts, mais aussi garder les mains ouvertes. C'est le thème de la prière proposée par une association « Amis de la prière » au Canada. « Si mes mains tremblent, aide-moi à les garder toujours ouvertes » (Éd. Amis de la prière, Sœur de Saint-Joseph, 805 Raymond St, Hyacinthe, P.Q., J 2S 579).

— « Et bénis ceux qui adoucissent nos jours. » Prière anglaise de bénédiction, écrite par Esther Mary Walker pour le bulletin The Merillaes.

Ne me lâche pas les mains, Seigneur

Seigneur, Dieu de Tendresse,
Toi, dont j'ose de moins en moins parler,
Toi que je pressens de plus en plus
au-delà de tout ce que j'ai entendu dire;
Toi que nulle pensée et aucun mot
ne peuvent contenir,
Toi qui es l'aube et le crépuscule de ma vie
écoute ma prière :

D'une vieillesse paisible et sereine,
fais-moi la grâce, Seigneur.
D'une vieillesse dont les rides disent Ta bonté,
fais-moi la grâce, Seigneur.
D'une vieillesse attentive au bonheur des autres,
fais-moi la grâce, Seigneur.
D'une vieillesse qui sait encore écouter
le chant des enfants,
fais-moi la grâce, Seigneur.

D'une vieillesse repliée sur elle-même
et sur d'inutiles regrets,
préserve-moi, Seigneur.
D'une vieillesse hantée par les fautes du passé
que Ta miséricorde a déjà pardonnées,
préserve-moi, Seigneur.
D'une vieillesse nostalgique qui ne sait plus
goûter les joies de chaque instant,
préserve-moi, Seigneur.

Et si le doute m'assaille,
éclaire-moi, Seigneur.

Si l'approche de la mort m'angoisse,
apaise-moi, Seigneur.
Si la maladie éprouve mon corps,
fortifie-moi, Seigneur.
Si la solitude attriste mon cœur,
visite-moi, Seigneur.
Que la mort me surprenne soudain
ou s'approche lentement de moi,
dans une longue agonie,
ne me lâche pas la main, Seigneur.

Accepte l'offrande des années
qui me restent encore à vivre,
transforme-les en dernier chant d'amour
et en humble prière.
Et que jusqu'à mon dernier souffle,
la lumineuse espérance de la Résurrection
illumine ce pauvre cœur
que Tu as créé pour Ton éternité, Seigneur.

Michel Hubaut.

Je m'abandonne à toi

Mon Dieu, venez remplacer en moi
tout ce qui me manque peu à peu,
à mesure que je vieillis.
Mes forces, remplacez-les par plus d'amour,
par un don plus simple, plus délicat de moi-même.
Mes élans, mon entrain,
remplacez-les par votre sourire,
Vous, si bon pour tous,
qui saviez écouter ce que demandaient les autres...

Aidez-moi, non seulement à supporter
et à comprendre les autres,
mais à m'intéresser à leurs projets.

Ma mémoire, faites qu'elle me permette
de me souvenir de ce qu'il y a de meilleur,
de ce qu'il y a eu de plus beau dans ma vie,
pour le partager avec les autres...

Ma volonté, qui est peut-être faible,
faites qu'elle se plie aux désirs raisonnables
de ceux qui m'entourent.
Que ma foi rayonne discrètement, par l'exemple...

Mon intelligence, faites qu'elle accepte avec humilité
de se savoir moins active, moins rapide,
mais qu'elle s'applique toujours à Vous chercher,
à Vous connaître
et à me pénétrer des promesses d'éternité
que Vous faites à tous ceux qui Vous cherchent.

Seigneur mon Dieu, faites que je sois capable
de me détacher, de m'oublier,
de me donner avec Vous et pour Vous.

Amen.

Cardinal Villot († 1979).

Fais que je sois de toutes les saisons

Seigneur, Toi qui as partagé la vie de l'homme
et ses étapes,
Toi qui as fait la vieillesse,
ne permets pas que je devienne
un de ces vieux grognons,
toujours en train de dénigrer, de rouspéter
et de ronchonner,
attristants pour eux-mêmes,
insupportables aux autres.

Garde-moi le sens de l'humour :
— il remet les choses, les gens, et moi-même,
à leur juste place,
il nous permet de rire de nos propres maux
et il transforme nos peines
en objets de bonnes plaisanteries.

Fais de moi, Seigneur, une personne souriante
qui, ne pouvant plus donner grand-chose à ses frères,
leur donne du moins un peu de joie.

Seigneur, Toi qui as planté dans ma poitrine
un cœur de chair pour aimer et être aimé,
un cœur semblable au cœur transpercé de ton Fils,
ne permets pas que je devienne quelqu'un d'égoïste,
enfermé dans ses limites comme entre quatre murs,
sans cesse travaillé par la crainte du manque
et des courants d'air.

Fais de moi, Seigneur, quelqu'un de généreux,
qui partage ses quatre sous
avec ceux qui n'en ont qu'un,

et les fleurs de son jardin
avec ceux qui n'ont point de terre,
qui caresse au passage les chiens et les chats,
qui sourit aux petits enfants,
et émiette du pain aux moineaux
dans les jardins publics.

Seigneur, éternel présent, ne permets pas
que je ressasse le passé,
parlant toujours du bon vieux temps
où il ne faisait jamais froid,
et méprisant le temps des jeunes
où il pleut sans cesse.
Fais de moi, Seigneur,
un vieillard qui n'a pas oublié sa jeunesse,
et que rajeunit la jeunesse des autres.

Seigneur, Toi qui as fixé les saisons de l'année
et celles de la vie,
fais que je sois de toutes les saisons.
Je ne te demande pas le bonheur,
car je sais trop que nulle saison ne l'apporte,
pas même le printemps,
je te demande simplement
que mon arrière-saison soit belle,
afin qu'elle porte témoignage de ta bonté.

Joseph Folliet.

J'ai encore besoin d'une mère

Vierge Marie,
au soir de ma vie, je viens vous confier
mes dernières années.

Quel que soit notre âge,
au fond de nous il y a toujours
un enfant qui cherche une main secourable,
un visage pour lui sourire,
une voix pour le rassurer,
un cœur pour l'aimer.

Oui, j'ai encore besoin d'une mère.
Cette mère c'est vous, Marie.
Je suis votre enfant.
Vous me portez sans cesse dans votre cœur
et dans votre prière.

Prenez mes peines, mes souffrances, mes infirmités,
donnez-leur tout leur poids d'éternité.

Prenez mes joies.
Elles n'ont plus l'éclat de la fête,
mais elles sont douces
comme le soir d'un beau jour.

Aidez-moi, Marie, à vivre chaque jour
comme si c'était le dernier.

Apprenez-moi à voir, avec votre regard,
les personnes et les événements,
à placer tous mes jugements,
toutes mes paroles, toutes mes actions
sous le signe de l'amour.

Dites « merci » à Votre Fils Jésus pour mon baptême
et les autres sacrements,
pour ses appels entendus dans mon cœur,
pour tout le bien que j'ai pu faire.

Remerciez-le pour l'amitié partagée,
pour tous ces petits bonheurs
semés sur la route de ma vie,
et aussi pour les épreuves
qui m'ont rapproché de lui.

Demandez au Seigneur de pardonner mes péchés,
mes hésitations et mes résistances
devant les attentes de son amour.

Étoile du matin,
vous qui brillez dans le ciel,
guidez mes derniers pas
jusqu'au paradis,
pour la rencontre éternelle dans la joie du Père.

Amen.

Ouvre mes yeux, Seigneur

Puisque voici venu « le temps de perdre le temps »,
je voudrais que s'en aille de ma vie
l'habitude ou la distraction,
ce pli qui m'empêche de voir
le vrai visage des hommes et des choses.
Ouvre mes yeux, Seigneur !

Prends ce cœur,
plus usé que la corde à la margelle du puits,
ce cœur qu'ont durci
les déceptions et les échecs. Nous avons oublié
tous ces gestes d'amitié et de solidarité,
fleurs merveilleuses jetées sur notre route.
Il est triste de penser qu'il faut parfois attendre
un deuil ou une épreuve
pour découvrir la sympathie
de ceux qui nous entourent.
Ouvre mes yeux, Seigneur !

Quand la fatigue me surprend
et que je me traîne sur les chemins,
fais-moi comprendre
la grandeur des petites choses que je recommence
chaque jour.
Montre-moi la place unique où tu m'as placé
pour bâtir ton Royaume
et donne-moi le goût de la tenir avec assurance.
Ouvre mes yeux, Seigneur !

Et quand viendra le messager du Roi
pour m'inviter aux noces éternelles,
ouvre mes yeux pour que je lise enfin
sur mon livre de vie

tout ce que je ne savais pas encore de Toi...
et que j'aurais dû savoir
si j'avais toujours gardé un regard d'enfant !
Ouvre mes yeux, Seigneur !

Cardinal Etchegaray.

Si mes mains tremblent, aide-moi à les garder toujours ouvertes

Seigneur, voilà déjà longtemps
que tu m'as fait
ce don précieux de la vie.
Comme tu le sais,
j'ai connu des joies et des succès,
j'ai rencontré aussi des épreuves et des deuils.

Quand je regarde ce que j'ai vécu,
quand je pense à ce que tu as été pour moi,
je voudrais des mots tout neufs
pour te dire ma reconnaissance.

Maintenant que j'ai le loisir
de regarder davantage ta création,
fais-moi goûter la douceur du soleil,
la beauté d'une fleur et toutes tes merveilles,
ces œuvres de tes mains qui proclament ta gloire.
Seigneur, garde la joie dans mon cœur.

Quels que soient mes soucis et mes misères,
accorde-moi de ne jamais me replier sur moi-même,
mais de penser plutôt à ceux qui m'entourent
et qui ont besoin, comme moi,
d'une présence fraternelle.

Si j'ai moins de force,
donne-moi plus d'âme, plus de lumière,
plus de compréhension et de bienveillance.
Si mes mains tremblent,
aide-moi à les garder toujours ouvertes
pour donner.

Lorsque je m'approcherai de la dernière heure,
daigne accueillir, comme une prière,
ma maladie et mes souffrances.

Que ma mort, humble et confiante,
soit ici-bas mon dernier « oui ».

Et j'entrerai chez toi
pour la fête éternelle de ton amour.
Amen.

Amis de la prière (Canada).

Et bénis ceux qui adoucissent nos jours

Bénis, Seigneur, ceux qui comprennent
mon pas hésitant et ma main tremblante.

Bénis ceux qui savent qu'aujourd'hui
mes oreilles vont peiner pour entendre.

Bénis ceux qui paraissent accepter
ma vue basse et mon esprit ralenti.

Bénis ceux qui détournent les yeux
s'il m'arrive de renverser mon café le matin.

Bénis ceux qui ne disent jamais :
« C'est la seconde fois de la journée
que vous racontez cette histoire. »

Bénis ceux qui ont le don de me faire évoquer
les jours heureux d'autrefois.

Bénis ceux qui font de moi un être aimé,
respecté et non pas abandonné.

Bénis ceux qui devinent que je ne sais plus
comment trouver la force de porter ma croix.

Bénis ceux qui adoucissent par leur amour
les jours qui me restent à vivre
en ce dernier voyage vers la maison du Père.

Ainsi sommes-nous invités à regarder devant et non pas derrière. C'est le sens des trois prières qui suivent.

— D'abord le chant, la grande vision, l'abandon, la bénédiction : c'est la prière d'Eddie Doherty, qui fut le mari de Catherine de Hueck (l'auteur de Poustinia*). Texte tiré de son livre :* Psaume d'un pécheur *(Éditions du Cerf), « L'automne s'avance ».*

— Ensuite : « Conduis-moi vers le meilleur de moi-même. » Une prière étonnante, à la fois mystique et réaliste, d'un musicien exceptionnel, le violoniste Yehudi Menuhin (né en 1916). Sachant qu'il se réserve chaque jour un temps pour prier, la BBC lui demanda de rédiger le texte de sa prière d'homme de soixante-quinze ans. D'origine israélite (son prénom Yehudi veut dire juif), Menuhin ne se réfère ici à aucune religion précise. C'est une prière non conformiste, une prière universelle, une prière écologique en quelque sorte, une prière fraternelle et chaleureuse. Adressée au Dieu inconnu, mais aimé. Toutes les perspectives envisagées dans ce livre, on les retrouve ici : la capacité d'émerveillement, le sens du « devenir », l'attention aux autres, l'appel à la miséricorde, l'abandon à Dieu, la grâce du pardon » (traduction Patrick Pierre, dans Prier, *n° 110, d'avril 1989).*

— Francine Cockenpot, vous la connaissez (Colchique dans les prés !...) *Elle a publié en 1989 un très beau livre, à la fois réflexions, poèmes et prières,* Le soir venu *(Éditions du Seuil). En voici cinq strophes qui soulignent l'importance, dans la vie des personnes âgées, du Merci et du Pardon. « Empêche-nous de regarder en arrière. »*

L'automne s'avance

L'automne s'avance à la hâte,
l'automne du long jour que tu m'as donné;
un jour, l'heure de ma sieste viendra.

Seigneur, fais que je travaille
jusqu'à la dernière minute comme le ruisseau.
Laisse-moi chanter ta miséricorde et ton amour.
Laisse-moi être joyeux.
Et quand enfin je fermerai les yeux
pour ne plus rêver,
laisse le monde se remplir de ta gloire
et de l'éclat du merveilleux parfum de Marie,
la toute sainte, notre glorieuse Dame.

Ne te souviens pas des ombres
de ma vie coupable.
Qu'il n'y ait aucune ombre quand tu viendras
Et si tu m'attires à toi, mon Dieu,
absorbe-moi, retiens-moi, bénis-moi.

Eddie Doherty

Conduis-moi vers le meilleur de moi-même

A Toi que je ne connais pas et ne puis connaître — en moi et hors de moi —

A Toi à qui je suis lié par l'amour, la crainte, la foi et l'espérance,

A Toi l'Unique et la Multitude, j'adresse cette prière :

Conduis-moi vers le meilleur de moi-même, aide-moi à devenir une personne à qui la plupart des choses, des créatures et des plantes vivantes accordent leur confiance, fais que je respecte toujours le mystère et le caractère de chaque forme à la fois dans son unicité et dans sa pluralité, car la vie engendre la vie.

Aide-moi à préserver ma capacité d'émerveillement, d'extase et de découverte ; permets-moi d'éveiller le sens de la beauté en tout lieu ; aide-moi à ne jamais renoncer à l'exercice vital, celui qui consiste à protéger tous ceux qui respirent et l'air que nous devons respirer, tous ceux qui ont soif et l'eau qui désaltère, tous ceux qui ont faim et la nourriture qui rassasie, tous ceux qui souffrent et le réconfort, la compassion et le secours dont ils auraient besoin.

Aide-moi à trouver l'ardeur qui me permette de tenir avec modestie, assurance, et peut-être une hésitation, mais pas exagérée, les divers rôles que je serais amené à jouer.

Aide-moi à rester préparé pour affronter la

difficulté, la douleur et l'imprévu, à me souvenir des sourds et des aveugles, des estropiés et des paralytiques, des malades et des affligés qui ont si remarquablement contribué à notre héritage et à notre civilisation. Aide-moi à accepter Ta dernière volonté avec résignation et une dose de curiosité ; aide-moi à faire le meilleur usage de l'adversité et de l'abnégation.

Aide-moi à être la digne sentinelle du corps que Tu m'as confié. Enfin dans ta grande bonté, garde-moi d'être la source ou l'objet du courroux et de la condamnation ; accorde-moi ta miséricorde si je laisse prise en moi à mes rancœurs préférées !

A ceux qui exploitent ou qui corrompent — au lieu de protéger — donne la lumière et aide-les à Te confesser en eux-mêmes l'erreur de leurs manières d'agir.

Éclaire-les, éclaire-moi de ta lumière et aide-nous à nous pardonner les uns les autres.

Yehudi Menuhin

Empêche-nous de regarder en arrière

Seigneur du temps divisé et de l'éternité immobile, réconcilie en nous les heures du jour et de la nuit, de l'action et de la prière, de la vigilance et de l'abandon.

Empêche-nous de regarder en arrière, de ressusciter les fantômes pour nous dispenser d'accueillir les vivants, de nous réfugier dans l'indifférence pour n'être pas blessés, dans le silence pour n'être pas engagés, dans l'agitation pour oublier...

Adoucis de ta main le contour des obstacles que nous allons rencontrer et guide notre main vers *celui qui va tomber*.

Donne-nous la paix à partager avec l'inquiétude, la joie à partager avec l'amitié et l'amour à partager avec la solitude.

Et puisque ce jour encore semble nous être donné, qu'il ne s'achève pas sans avoir témoigné du Merci et du Pardon qui sont Tes pierres d'attente sur notre route.

Francine Cockenpot, *Le soir venu, op. cit.*, p. 50 et 92.

Je viendrai vers Toi

Au bout du vieillissement : la mort. C'est elle qu'évoque cette dernière prière, mais pas comme une fin. Comme un commencement. Comme le comble de la tendresse. Comme l'explosion de la liberté. Comme la démarche d'un enfant qui s'abandonne dans les bras de son Père.

On retrouve ici toutes les préoccupations — surmontées — du vieillissement. Cette prière se trouve dans le beau livre de Jacques Leclercq : Le jour de l'homme *(Éditions du Seuil, 1976), dont elle est comme le chant final.*

L'auteur, né en 1923, s'est longtemps consacré à l'accueil à la cathédrale Notre-Dame de Paris. « Toi qui désespérais parce que ta vie manquait à ses promesses, réjouis-toi, désormais tout est possible. Je suis la Résurrection et la vie, dit Jésus : qui croit en moi, fût-il mort, vivra. Ainsi la fin du chemin de la vie sur terre éclaire-t-elle le chemin lui-même, en particulier ses dernières étapes. ''Père j'ai tenté d'être un homme et je suis ton enfant''. »

Père, j'ai tenté d'être un homme et je suis ton enfant

Je crois, oui je crois qu'un jour, Ton jour, ô Dieu,
je m'avancerai vers Toi avec mes pas titubants,
avec toutes mes larmes dans mes mains,
et ce cœur merveilleux que tu nous as donné,
ce cœur trop grand pour nous
puisqu'il est fait pour Toi...

Un jour je viendrai, et tu liras sur mon visage
toute la détresse, tous les combats,
tous les échecs des chemins de la liberté.
Et tu verras tout mon péché.

Mais je sais, ô mon Dieu,
que ce n'est pas grave le péché,
quand on est devant Toi.
Car c'est devant les hommes que l'on est humilié.
Mais devant Toi, c'est merveilleux d'être si pauvre,
puisqu'on est tant aimé!

Un jour, ton jour, ô mon Dieu je viendrai vers Toi.
Et dans la véritable explosion de ma résurrection,
je saurai enfin que la tendresse, c'est Toi,
que ma liberté c'est encore Toi.

Je viendrai vers Toi, ô mon Dieu,
et Tu me donneras ton visage.
Je viendrai vers Toi avec mon rêve le plus fou :
t'apporter le monde dans mes bras.
Je viendrai vers Toi, et je te crierai à pleine voix
toute la vérité de la vie sur la terre.
Je te crierai mon cri qui vient du fond des âges :
« Père! j'ai tenté d'être un Homme,
et je suis ton enfant. »

Jacques Leclercq.

Ressources

Pistes

Ne dites pas : de mon temps, à mon âge, il est trop tard, j'ai fait mon temps. Ni, à l'inverse : je le ferai quand je serai vieux.

Ne pensez pas à votre âge. Ne parlez pas de votre âge (Marcelle Auclair).

L'âge ne donne pas forcément raison.

Ne confondez pas votre existence avec votre fonction.

C'est l'innocence qui sait, c'est l'expérience qui ne sait pas (Charles Péguy).

Ce qui fait vieillir : la peur de vieillir, la retraite, le regard des autres, la résignation, le dénigrement, le péché.

Ce qui fait devenir jeune : la transparence, le désintéressement, l'amour de la nature, la générosité, la tendresse, l'émerveillement, l'Évangile, la prière.

Quitter les choses avant qu'elles ne nous quittent (Marcelle Auclair).

Vieillir, ce n'est pas économiser son temps, c'est le donner.

Pensez aux autres plus qu'à vous-même.

Ne vous arrêtez pas de marcher, de vous indigner, d'aimer, de vous dévouer.

Être joyeux, chercher le meilleur et laisser piailler les moineaux (Jean XXIII).

Ne confondez pas la sérénité et la sénilité, l'aventure et la devanture, la grâce et la disgrâce, l'aptitude et l'habitude, l'âge du cœur et l'âge du calendrier.

Cherchez le Royaume de Dieu.

Humour

Il ne faut pas permettre au temps de s'ennuyer avec nous.

Tahar Ben Jelloun.

Mon rêve : mourir jeune à un âge très avancé.

Henri Jeanson.

Nul n'est si vieux qu'il ne croie pouvoir vivre un an de plus.

Cicéron.

Tout le monde voudrait vivre longtemps, mais personne ne voudrait être vieux.

Jonathan Swift (Irlande, XVIIIe siècle).

Vieillir est ennuyeux, mais c'est le seul moyen que l'on ait trouvé de vivre longtemps.

Sainte-Beuve.

A 969 ans Mathusalem était si bien conservé qu'il en paraissait à peine 375.

Tristan Bernard.

Je ne sais vraiment pas mon âge : il change de minute en minute.

Une vieille actrice.

On me demandait l'autre jour : « Qu'est-ce que vous faites ? — Je m'amuse à vieillir, répondis-je. C'est une occupation de tous les instants. »

Paul Léautaud.

Un des privilèges de la vieillesse, c'est d'avoir, outre son âge, tous les âges.

Victor Hugo.

Ils disent que « nous sommes dépassés ». Mais par quoi ? Il n'y a que cela qui compte !

Gilbert Cesbron.

Il faut s'intéresser passionnément à l'avenir puisqu'on doit y passer le reste de sa vie.

Si vous n'avez rien à faire, vous êtes mort. Non seulement vous êtes mort, mais vous vous trouvez au purgatoire de l'ennui. Personne n'a besoin de vous. Tant pis si vos os craquent ou si vous avez du mal à vous tirer du lit, je vous recommande de vous tuer au travail. C'est la seule façon de vivre.

Daniel Brown.

Aujourd'hui même, entre le moment où j'ai commencé à parler jusqu'à maintenant, te rends-tu compte que tous les deux nous avons vieilli !

Saint Augustin.

L'habitude nous tue avant l'âge. La plupart des gens sont morts à trente ans !

Pascal Jardin.

C'est dur de vieillir. Ça me rend triste. J'aimerais rajeunir.

Monica Seles, à 16 ans !
Championne de Roland Garros.

On demande à un octogénaire le secret de son étonnante résistance.
— Ben, je ne bois pas, je ne fume pas et je fais un mile à la nage chaque jour.
— Mais j'avais un oncle qui faisait exactement la même chose et il est mort à soixante ans !
— Ah ! le problème de votre oncle, c'est qu'il ne l'a pas fait assez longtemps !

Livres et organisations

Ces références n'ont pas la prétention d'être complètes. Un livre n'y suffirait pas ! J'ai signalé, sauf exception, des livres récents, en général disponibles en librairie. Ce sont, parmi mes sources, les plus directement utilisables et celles qui pourraient compléter ou justifier mes propres remarques. On s'apercevra que des séries de livres se situent surtout en 1987-1990, la grande période de la prise de conscience des nouveaux problèmes posés par le vieillissement. J'y ai rajouté les renseignements qui peuvent être utiles sur les principales activités et organisations présentes sur le terrain.

Histoire de la vieillesse

Histoire de la vieillesse, par Georges Minois. De l'Antiquité à la Renaissance, préface de Jean Delumeau, Éd. Fayard, 1987.

Les vieux, de Montaigne aux premières retraites, par Jean-Pierre Bois. Fait suite au précédent, Éd. Fayard, 1989.

Naissance du vieillard. La spécificité des vieillards, avec changement d'image, date du XVIIIe siècle. Dans les années soixante apparaît la notion de troisième âge, Éd. Aubier, 1988.

Démographie

Vieillir demain, rapport du groupe de prospective « Personnes âgées » (Commissariat au Plan), La Documentation française, 1980.

Vieillissement et vieillesse, par Paul Paillat, PUF, 1982 et 1986.

Atlas du vieillissement et de la vieillesse, par les professeurs R. et L. Hugonot, Éd. Ériès.

Témoignages

Savoir vieillir (De senectute) de Cicéron, aux éditions Arléa, 1990.

Moi, ta fille, par Christiane Collange (les relations difficiles entre cheveux gris et cheveux blancs), Éd. Fayard, 1990.

Guide du savoir vieillir, par Daniel Brown (producteur de cinéma, millionnaire). Anecdotes et bons tuyaux, Éd. Ergo Press, 1990.

Éloge de l'âge, dans un monde jeune et bronzé, par Christian Combaz. Un livre alerte et provocant écrit par un journaliste, lui-même jeune (trente-deux ans, alors), Éd. Robert Laffont, 1987.

Le printemps des grands-parents, la nouvelle alliance des âges, le rôle des grands-parents, par Ségolène Royal, Éd. Robert Laffont, 1988.

Gérontologie

Le vieillissement, par Brian L. Mishare et Robert G. Riedel, PUF, 1985. (Psychologie, biologie, démographie, sociologie.)

Vieillir, par divers auteurs (médecins), revue *Agora*, n° 17, Hôpital Rothschild, 33, rue de Picpus, 75011 Paris.

Prendre de l'âge, l'affaire de toute une vie, par Ben Weininger et Éva Martin. Le point de vue psychologique, direct et chaleureux, Éd. du Centurion, 1990.

Vieillir, projet pour vivre, par Hélène Reboul. Caractère sociopsychologique, Éd. du Chalet, 1973 ; du même auteur : *Vieillir dans la Bible*, Éd. du Chalet, 1990.

Un problème nouveau

La vieillesse, par Simone de Beauvoir. Comment la société traite les vieux en parias et les trahit. Une seule solution : changer la vie (sociale), Éd. Gallimard, t. 1 et 2, coll. « Idées », 1985.

Plusieurs ouvrages de caractère psychanalytique, entre autres, *La Vieillesse*, par Charlotte Herfray (Épi-Desclée de Brouwer) et *La question du vieillissement* (Éd. Dunod).

L'aventure de l'âge (Éd. Hatier), par Pierre Guillet (Pour changer nos idées sur la vieillesse), médecin généraliste, il clame : « N'ayez pas peur de vieillir. »

Les nouveaux vieux, par Georges Badou, journaliste. Un livre alerte, bien informé, Éd. Le Pré aux Clercs, 1985.

La génération inoxydable, par Michel Cicurel. Portrait de la nouvelle génération des personnes âgées, pleines de ressources, par un industriel. Un essai qui bouscule les idées reçues, Éd. Grasset, 1989.

Age wawe, par Ken Dychtwald et Joe Flower. Tout ce qui va changer dans la marche de la société, par un spécialiste américain de gérontologie, Éd. Jeremy P. Tarcher, Los Angeles, 1989.

L'âge vermeil, par Charlotte Memin. Étude de la vie relationnelle, par une psychologue et gérontologue, Éd. J.-L. Delarge, 1981.

Les forces de l'âge. De l'art d'additionner les ans. Conseils d'un médecin. Par Robert Aron-Brunetière, Éd. Albin-Michel, 1986.

Être vieux, ouvrage collectif dirigé par Bernadette Veysset-Puijalon, éditions Autrement, 1991.

Retraité(e)s, votre malaise et vos chances, par Michel Rota et René Sliosberg, deux médecins, Épi/Hommes et perspectives, 1991.

Papy-boom, par Maximilienne Levet et Chantal Pelletier. Il faut changer de mentalité et insister sur les « valeurs tierces », celles qu'on néglige et qui sont le propre des personnes âgées, Éd. Grasset, 1988.

Le grand défi, par Louis Bériot. Tous centenaires et en bonne santé, Éd. Olivier Orban, 1991.

Spiritualité

Quand les vieux parlent, par A.-M. Besnard. Témoignages rassemblés après une émission de télévision (Jour du Seigneur, 2 février 1975). Confidences, espérances, Éd. du Cerf, 1978.

L'automne est mon printemps, par René de Tryon-Montalembert. Fécondités de l'automne. Une école de vie. Une invitation à la sérénité, Éd. Fayard, 1989.

La jeunesse au cœur, par Marcelle Auclair. Vers une vieillesse heureuse, alerte. Conseils. Portraits. Avec un supplément pratique, Éd. du Seuil, 1970.

Éloge de la retraite, par Jean Vimort. Ce que les retraités peuvent apporter à la société, Éd. Médialogue, 1988.

Quand la tête vieillit, même auteur. Quelle place pour les personnes âgées ? Compétence et chaleur, Éd. du Centurion, 1990.

Le temps de la bienveillance, par Françoise Derkenne. Avec des témoignages et des questionnaires pour travailler en équipe, Éd. Médialogue, 1947.

Le soir venu, par Francine Cockenpot. Méditations, prières, Éd. du Seuil, 1989.

Passé un certain âge, par Gilbert Cesbron. Un livre généreux, riche, parfois percutant, Éd. Robert Laffont, 1980.

Espérance de vie, par Louis Lochet. Témoignages, réflexions, par un prêtre encourageant, Éd. Ouvrières, 1978.

Les âges de la vie, par Romano Guardini. Quelques pages sur « l'homme mûr », « Foi vivante », Cerf, 1976.

Le grand âge. L'aspect éthique, par des spécialistes, numéro de la revue *Concilium*, Beauchesne, avril 1991.

Inventer l'automne, par André Sève. Vingt méditations sur le troisième âge, temps privilégié. Livre concret, vivant, utile. Un accompagnement spirituel, Éd. du Centurion, 1990.

Documentation (adresses, renseignements)

Quand nos parents vieillissent, par Nicole Lépine et Marie-Pascale Nobécourt (santé, droit, habitat, besoins, aide, vie quotidienne), Éd. Acropole, 1988.

Le troisième temps, guide de la retraite active, par Guy Magnier (idées et adresses pour entretenir sa forme, apprendre encore, aider les autres, voyager, se cultiver, se distraire, créer, collectionner, reprendre une activité). Les Éditions d'organisation, 1989.

Guide du bénévolat catholique, par Isabelle de Wazières (pour choisir les mouvements, les associations, les activités). Toutes les possibilités d'engagement, Éd. du Centurion, 1989.

Vieillir dans la dignité (pour l'accueil des personnes âgées, guide et carnet d'adresses) par Nicole Henri-Crémon, Éd. Syros-Alternative, 1990.

Le grand âge de nos proches, par Jean Ormezzano. Comment les aider, les accompagner, trouver des solutions dignes d'eux et dignes de nous, Éd. Robert Laffont, 1985.

Mouvements et organisations

La vie montante, mouvement chrétien des retraités, 7, rue Berteaux-Dumas, 92200 Neuilly-sur-Seine, tél. 46.24.00.51.

L'automne de la vie, réalisation Équipes Notre-Dame et Vie montante, 45, rue de la Glacière, 75013 Paris, tél. 43.36.08.20.

Les Petits Frères des Pauvres (pour le maintien à domicile des personnes âgées handicapées : visites, sorties, animations, écoute téléphonique, etc.), 64, avenue Parmentier, 75011 Paris, tél. 43.38.10.10.

L'âge d'or (clubs, ateliers, loisirs), 1, rue Denis Poisson, tél. 45.72.10.53.

Europ'age (centre européen des personnes âgées. Établi en Sarre, congrès, sessions), An der Christ-Konig-Kirche 19, 6600 Sarbrucken, tél. 0681/56479.

Flamboyance : Caisse de résonance d'initiatives déjà existantes (comme le Festival de l'âge dans tous ses états). Créée à l'initiative du ministère de la Culture, colloques, manifestations (en octobre de chaque année). Présidente : Maximilienne Levet (cf. bibliographie : Papy-boom), 56, rue Saint-Lazare, 75009 Paris, tél. 45.26.38.39.

Institut National de la Retraite Active. Créé par le magazine « Notre temps ». Fondateur : Robert Bagnet, 57, rue Franklin-Roosevelt, 75008 Paris.

Équipes Saint-Vincent (visites à domicile), 67, rue de Sèvres, 75006 Paris, tél. 45.44.83.05.

Comité national des retraités et des personnes âgées, où se retrouvent diverses associations et organisations, 49, rue Mirabeau, 75016 Paris, tél. 45.27.66.13. Parmi les associations : Fédération nationale des clubs ruraux des aînés, 24, rue d'Anjou, 75008 Paris, tél. 42.96.77.77.

Media

Presse spécialisée

Notre temps. Concret, pratique, fort tirage, mensuel, 3, rue Bayard, 75008 Paris.

Le temps retrouvé. Mensuel, varié, 80, rue Taitbout, 75009 Paris.

Vermeil. Mensuel, dirigé par Jean Debruynne. Orientation spirituelle, 3, rue Bayard, 75008 Paris.

Radio bleue sur OM 864 Khz

Télévision

Pas d'émissions régulières. De nombreux reportages et débats ces dernières années. Par exemple : *La marche du siècle* (3e chaîne, 1er mai 1991, avec M. Leprince-Ringuet) ; *Le cadeau du siècle : vingt-cinq ans de vie en plus* (Canal plus, 17 novembre 1989) ; *Le crépuscule des vieux* (1re chaîne, 1er septembre 1989) ; *50 ans ! et alors ?* (TF1, 29 juillet 1989) ; *La révolte des cheveux gris* (TF1, avec François de Closets, 29 janvier 1990) ; *Le troisième bonheur* (A2, dossiers de l'écran, 2 janvier 1990).

Table

1. Ce n'est pas parce que je suis un vieux pommier que je donne de vieilles pommes (F. Leclerc) 7
2. Les Anciens, c'est l'avenir (Guy Gilbert) 17
3. O rage, ô désespoir, ô vieillesse ennemie (Don Diègue, dans *Le Cid*) 25
4. Peu de gens savent être vieux (La Rochefoucauld) 41
5. Le plus bel âge, c'est l'âge qu'on a (Jacques Lebreton) 53
6. Les vieillards meurent parce qu'ils ne sont pas aimés (Henri de Montherlant) 69
7. Grand âge, nous voici (Saint-John Perse) 79
8. Reste avec nous, Seigneur, le soir tombe (Luc 24, 29) 83
   Recueil de prières

Ressources

Pistes 115

Humour 116

Livres et organisations 119

Dans la même collection

Jean-Pierre Dubois-Dumée, *Vieillir sans devenir vieux.*
Michel Hubaut, *Les chemins du silence.*
François Sejourné, *Le voyage.*

2e édition - 7e mille

Achevé d'imprimer le 10 février 1992
dans les ateliers de Normandie Roto s.a. à Lonrai (Orne)
pour le compte des éditions Desclée de Brouwer.
N° d'imprimeur : I2-0251 - Dépôt légal : février 1992